Secrets de beauté d'Orient

Conception et réalisation graphique : Delphine Delastre

N° d'édition : FT1514-01
ISBN : 2-0820-1514-9
Dépôt légal : octobre 2006
www.editions.flammarion.com

Secrets de beauté d'Orient

CHABHA DJOUDER
PHOTOGRAPHIES DE MARIE-PIERRE MOREL
STYLISME DE MARIE-FRANCE MICHALON

Flammarion

SOMMAIRE

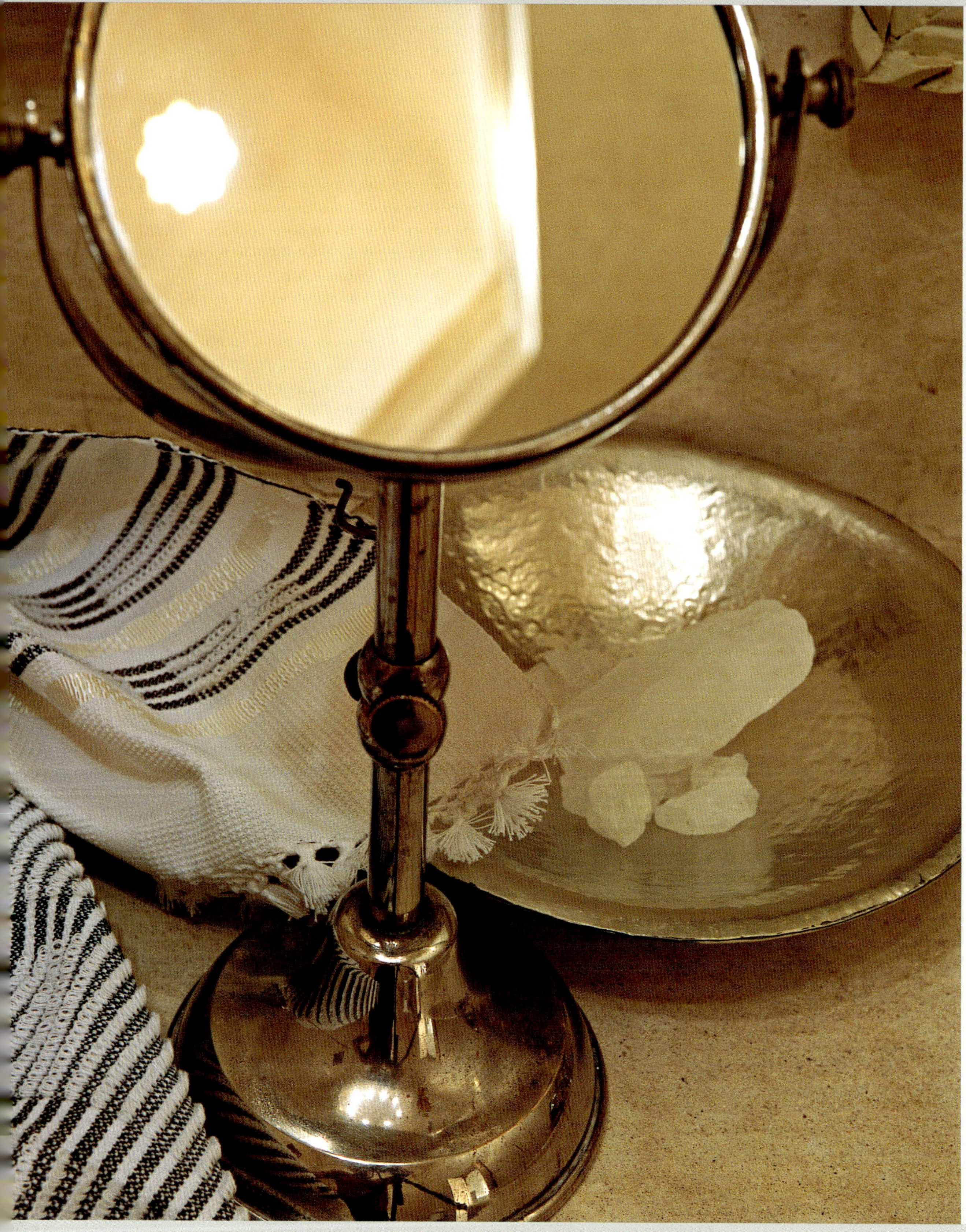

« C'est sous la tente noirâtre de l'Arabe Bédouin qu'il faut chercher le modèle et la patrie du véritable amour. »
Stendhal

Aux pays des *Mille et Une Nuits*, la beauté est reine. Depuis des siècles, les femmes orientales, du Maroc à la Syrie en passant par l'Egypte, se transmettent des secrets de beauté aux effets quasi miraculeux.

Enrichis par les plus grandes civilisations – arabes, gréco-romaines, maures, juives, et andalouses –, ces secrets de beauté plongent leurs racines en Mésopotamie, en Perse, en Inde et en Egypte ancienne.

Les soins de beauté chez les Orientaux ont du sens. Ils se partagent. Ils fortifient l'âme et le corps. Ils attirent un regard bienveillant et éloignent le regard hostile. Ils portent bonheur. Ils attirent le véritable amour et renforcent les liens dans les couples. Ils honorent les êtres que l'on aime et que l'on respecte. Ils transforment l'être extérieur et intérieur. Ils purifient en profondeur.

Si les Occidentaux ont emprunté ou mis à l'honneur, et à juste titre, le hammam, la rose, le khôl, les huiles et les encens venus de « là-bas », il ne faut pas oublier les plantes et fruits uniques en Orient qui révèlent aujourd'hui aux scientifiques leurs propriétés fantastiques.

Découvrez les gestes et les secrets d'une beauté érigée en art de vivre, que les Orientales appliquent avec un sens du détail et une dextérité inouïe.

Secrets de pûreté

Hammam, bains, peeling, gommages, cataplasmes, sels, fumigations…

La pureté tient une place essentielle dans les pays du Maghreb et d'Orient. Qu'il s'agisse du hammam qui fait transpirer, du savon noir qui exfolie ou des fumigations qui protègent, les rituels orientaux purifient en profondeur. Libéré de leurs innombrables toxines, la peau respire et l'esprit devient aussi brillant que le diamant.

Secrets de pureté

LE HAMMAM, LIEU DE RESSOURCEMENT ET DE PURETÉ ULTIME

Selon la coutume, la veille de la fête nuptiale, les futures épouses arabes se rendent au hammam pour y recevoir les soins de beauté les plus élaborés. Telles des princesses des *Mille et Une Nuits*, elles sont guidées de salle en salle par des femmes expertes qui vont les choyer avec des cataplasmes à base de ghassoul, de jasmin et de rose, les épiler au miel et au citron, les maquiller avec du harkous et du henné, les parfumer au musc et à l'ambre. Et elles ressortiront de ce lieu emblématique de l'Orient gracieuses. Comme elles, laissez-vous enivrer par la chaleur du hammam dans un univers de mosaïques, de marbre et de lumière tamisée. Enveloppé de vapeur, votre corps se délasse instantanément, vos muscles se dénouent, vos gestes deviennent plus lents et plus ronds. La chaleur progressive et finalement intense provoque l'élimination des toxines. Les gommages au savon noir et les enveloppements d'argile rendent la peau plus pure que jamais et prête à profiter pleinement des actifs des soins que vous lui prodiguerez.

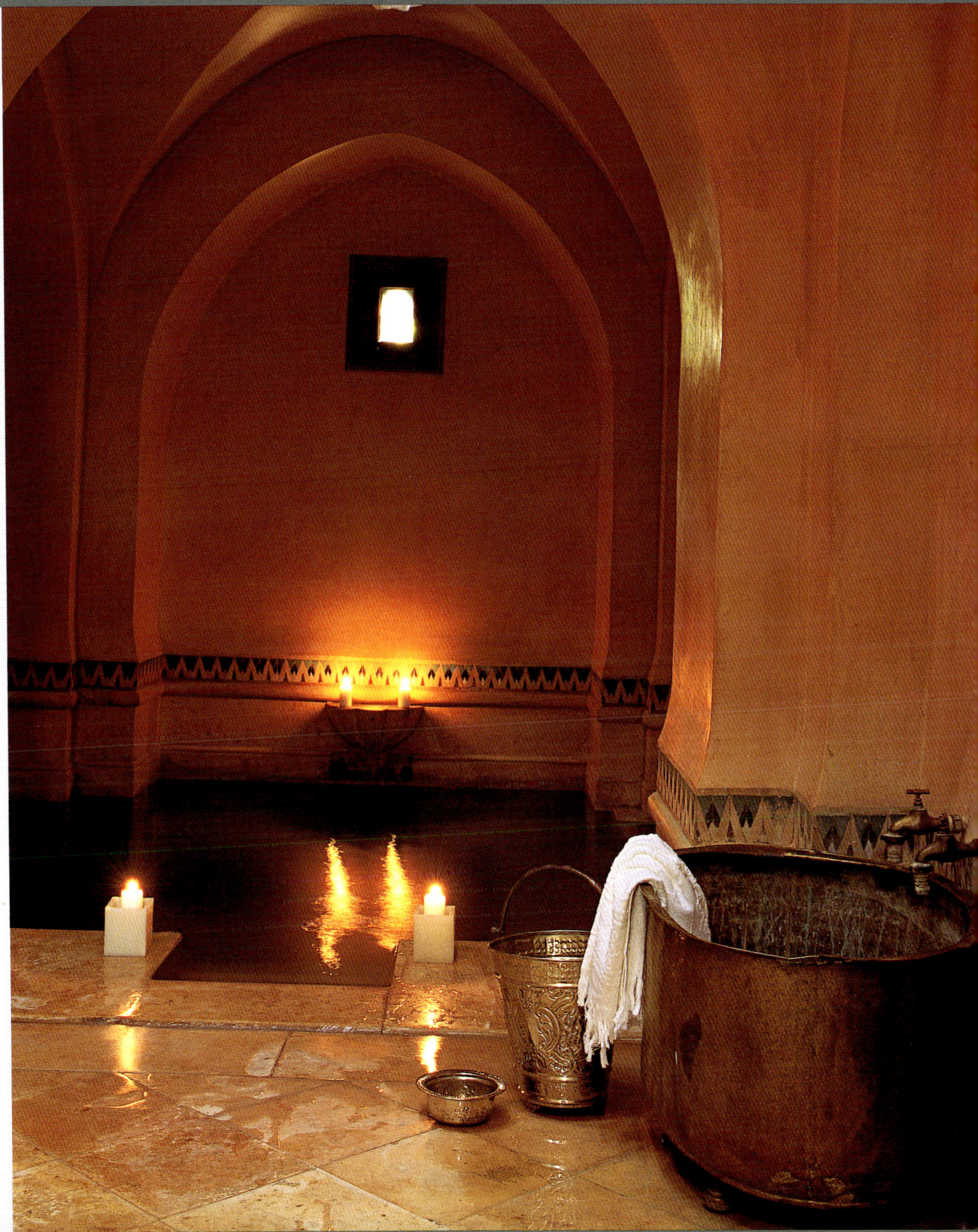

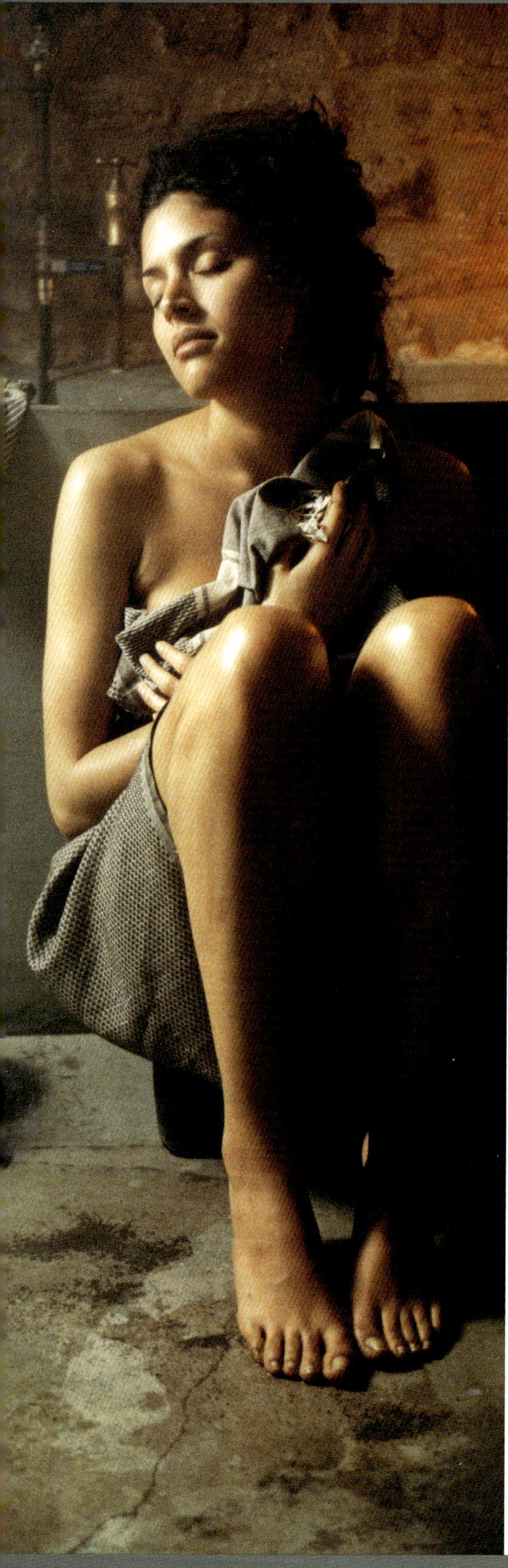

LE SAVON NOIR, UN SOIN UNIQUE ET PROFOND

Maîtresses dans l'art de magnifier leur peau, les femmes marocaines de la région d'Essaouira ont hérité d'un secret de beauté de leurs ancêtres. Ce secret est contenu dans une pâte végétale et naturelle à base de noyaux d'olive qu'on nomme le savon noir. Son parfum suave et sa texture élastique rappellent instantanément à tous les Marocains l'univers magique du hammam.

Enveloppé de savon noir puis délicatement frotté avec un gant, le corps se libère de toutes ses impuretés. Protégée par l'huile d'olive, la peau est exfoliée en douceur. Les sels et l'huile contenus dans le savon créent une synergie qui rend le gommage au savon noir absolument parfait. Le grain est affiné, le teint est plus lumineux et la peau devient aussi douce que du velours.

Gommage du corps au savon noir

Sous la douche ou dans votre baignoire, appliquez une part généreuse de savon noir sur votre peau humide. Faites mousser avec un peu d'eau chaude et frictionnez votre corps en réalisant des mouvements circulaires à l'aide d'une éponge végétale. Rincez soigneusement et séchez-vous. En conclusion de ce soin exfoliant et hydratant, appliquez une huile de rose pour un aspect satiné.

Savon noir parfumé

Parfumez votre savon noir en ajoutant quelques gouttes d'huile essentielle d'eucalyptus pour un effet revigorant ou quelques gouttes d'huile essentielle de lavande pour un effet décontractant.

LE SAVON D'ALEP, UNE DOUCEUR INFINIE

Sans égal pour purifier et tonifier les peaux même les plus délicates, le savon d'Alep est un pain dermatologique qui doit essentiellement ses vertus à l'huile de baies de laurier et à l'huile d'olive. Ancêtre du savon de Marseille, il provient comme son nom l'indique d'Alep, une ville de Syrie. On l'obtient en cuisant de l'huile d'olive, des cendres de plantes et de

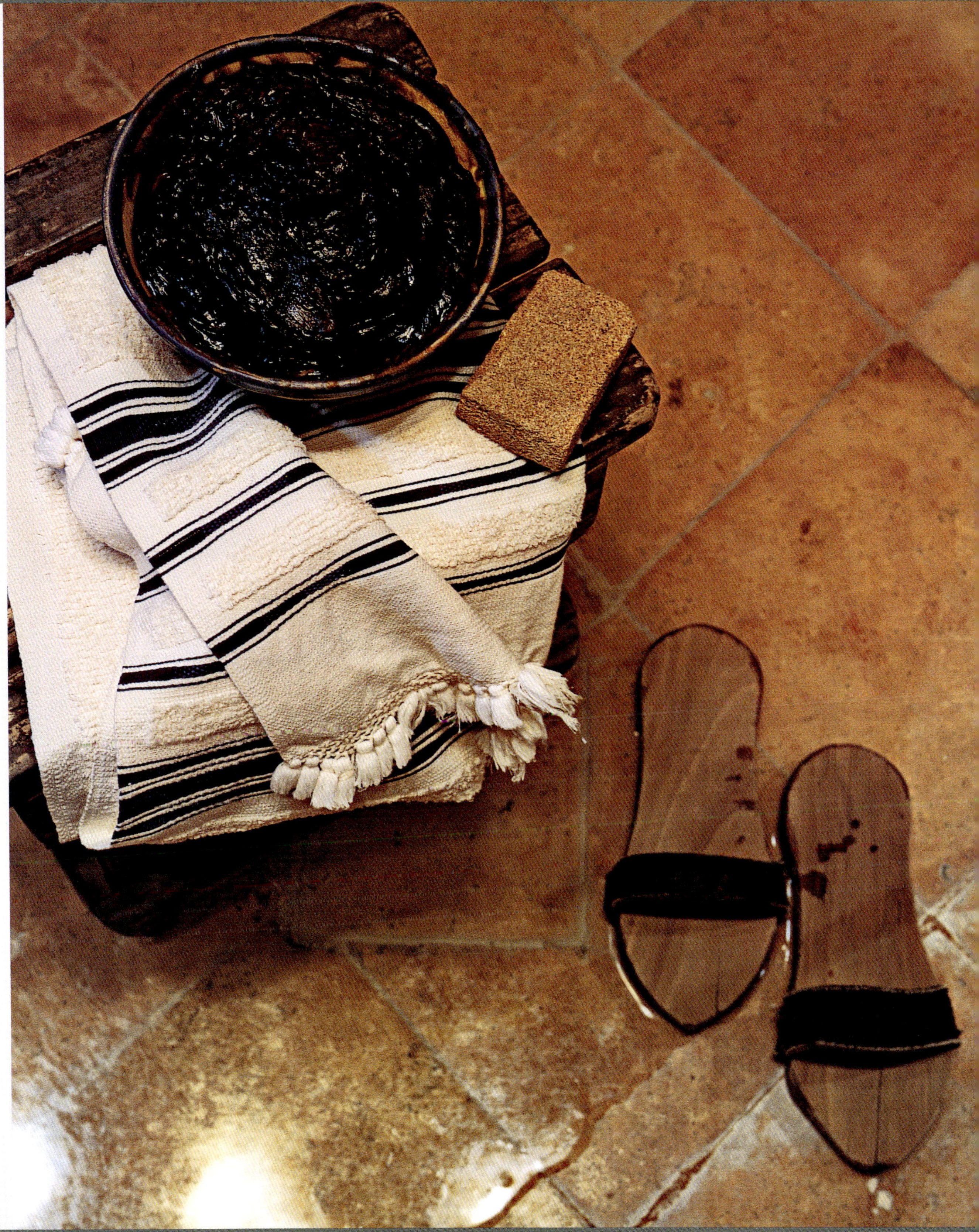

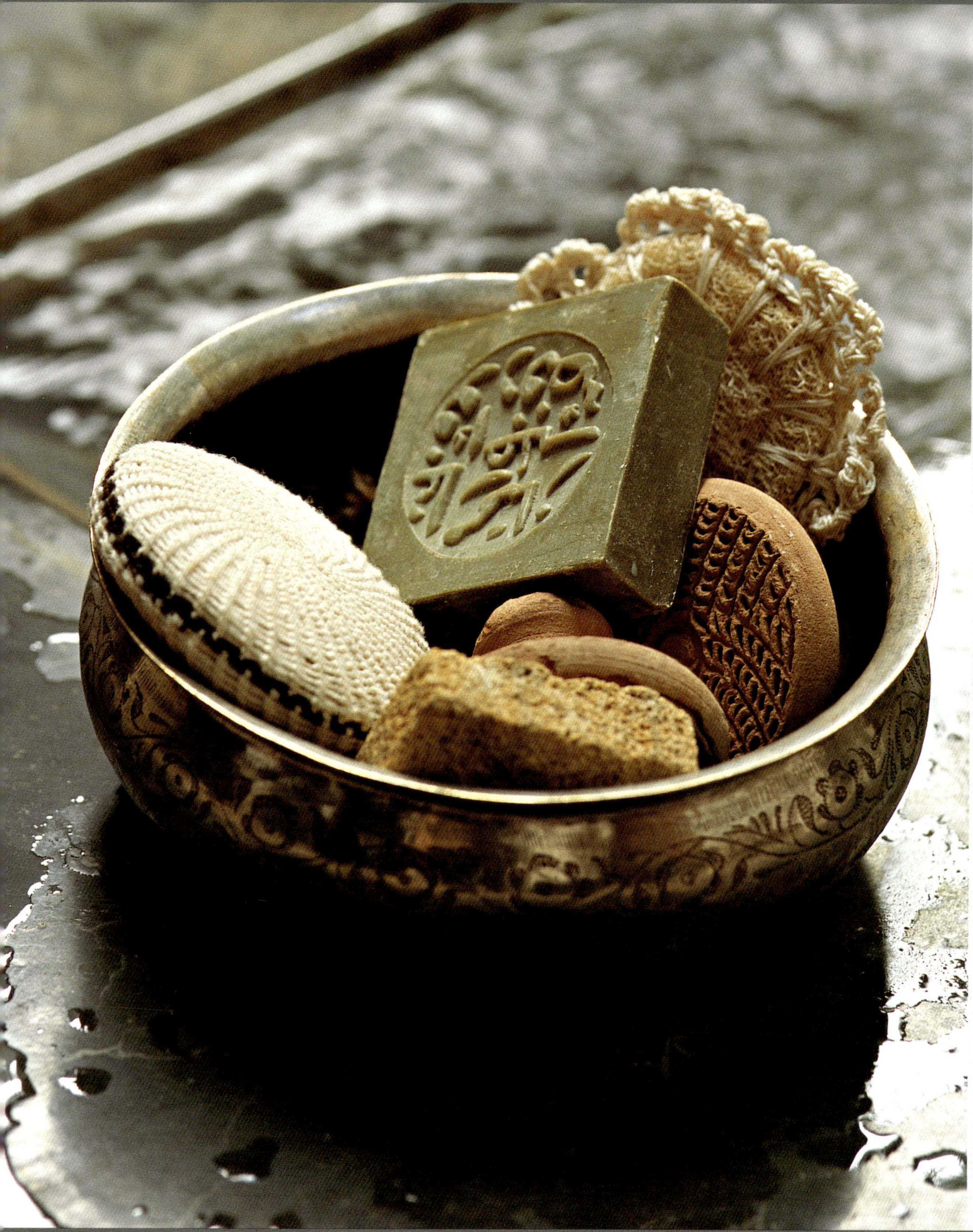

l'eau. Au bout de plusieurs jours de cuisson, on ajoute à la pâte une huile de baies de laurier qui va lui procurer une odeur très rafraîchissante. Etalée puis découpée, la pâte sèche au soleil presque une année entière. Cette recette est restée inchangée depuis l'Antiquité.
Les Syriennes apprécient le savon d'Alep autant pour le plaisir vivifiant que procure son parfum que sa longévité pour leur toilette quotidienne.

Soin douceur au savon d'Alep
Il s'utilise en shampoing une fois par semaine pour traiter les états pelliculaires et sous la douche comme un savon normal si vous avez une peau sensible ou si vous souffrez de problèmes de peau.

Masque purifiant et adoucissant pour peaux mixtes
Suivez le conseil des femmes syriennes qui mouillent le savon, se frottent les mains, appliquent la mousse du bout des doigts sur un visage humide et la laissent faire son effet une toute petite minute. Nourrissant, adoucissant grâce à l'huile d'olive et antiseptique grâce au laurier qu'il contient, il peut être utilisé par tous les types de peaux.

Un parfum pour le linge
Glissez des morceaux de savon d'Alep dans vos armoires et penderies pour protéger votre linge des mites ou garder vos vêtements au frais.

L'ARGILE POUR UNE PEAU LUMINEUSE

Une fine couche de ghassoul suffit pour lustrer ses cheveux et rendre sa peau éclatante. Les femmes berberes de l'Atlas, un massif montagneux qui s'étend du Maroc à la Tunisie, connaissent bien les propriétés de cette argile gorgée de soleil et d'arômes. Avicenne, le célèbre médecin et philosophe arabe, en vantait les splendeurs et bien avant lui les Egyptiens – comme l'attestent certains papyrus.
Vendue sur les étals de marchés sous la forme de tablette ou de poudre, cette argile contient de nombreux minéraux qui lui confèrent ses admirables vertus. Mélangé à des plantes comme le jasmin en Tunisie ou les pétales de rose au Maroc, le ghassoul est réputé pour sa grande douceur. Excellent pour assainir la peau et le cuir chevelu, le ghassoul absorbe instantanément les toxines, régule naturellement la sécrétion de sébum et stimule la circulation du sang.

Cataplasmes corporels au ghassoul

Délayez le ghassoul dans de l'eau en malaxant avec vos doigts. Vous sentirez que le ghassoul gonfle et finit par former une mixture douce et presque mousseuse. Au hammam, le ghassoul s'applique sur tout le corps, le visage et les cheveux après un gommage. Il n'est nul besoin de mettre une grosse quantité. Appliquez sur le corps en effectuant des mouvements circulaires pour nettoyer comme un savon. Conservez l'enveloppement une dizaine de minutes et laissez agir en restant allongée dans l'étuve du hammam. Rincez à l'eau fraîche. Chez soi, le ghassoul s'applique comme un gel douche ou un shampoing. Il suffit de se rincer à l'eau courante.
Après une seule application, vous constaterez que votre peau est nette, douce, et que vos cheveux ont gagné en volume et en brillance.

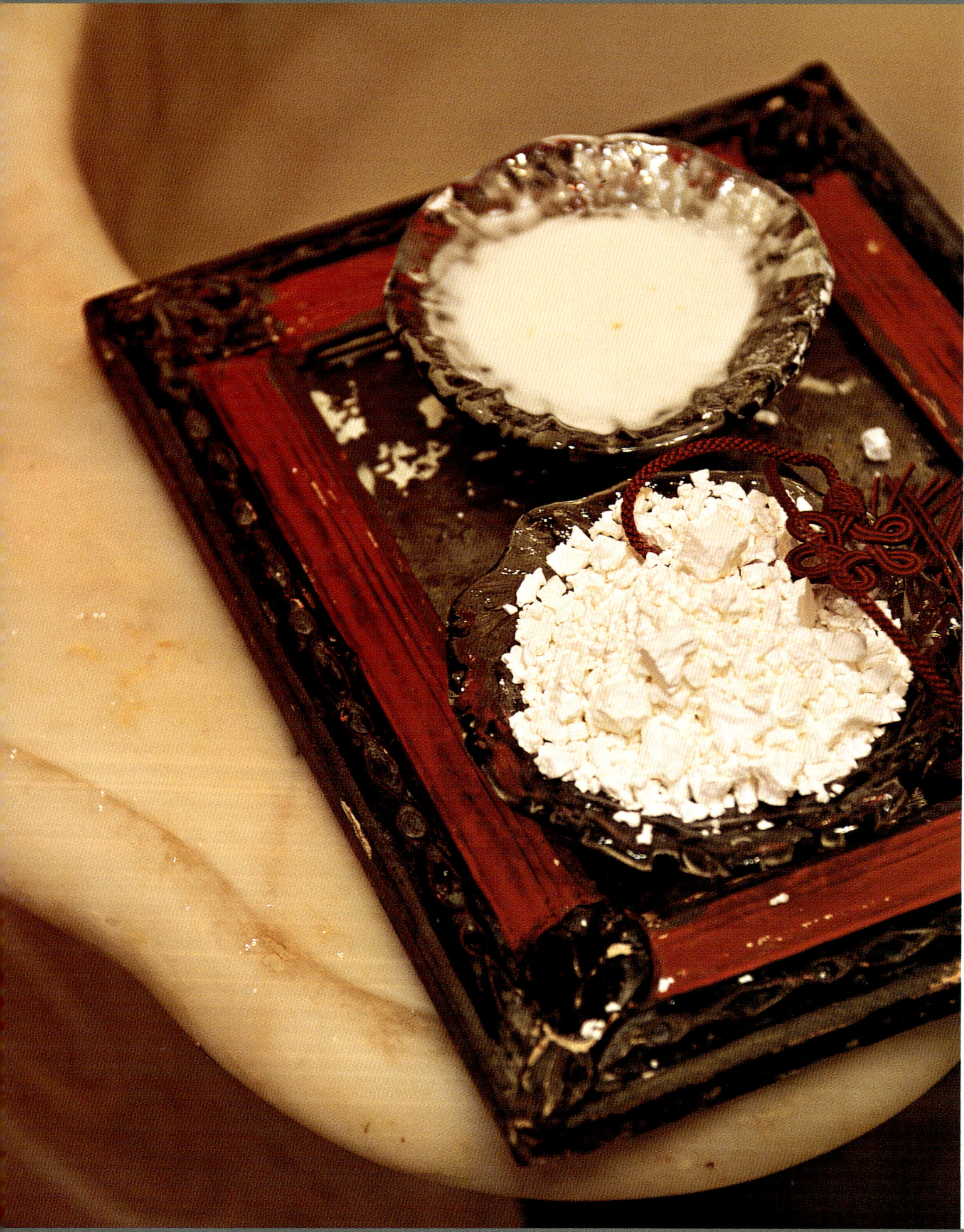

Masque rééquilibrant visage au ghassoul et levure de bière

INGRÉDIENTS

- 1 cuillerée à soupe de ghassoul
- 1 cuillerée à soupe de levure de bière en paillettes

Diluez le ghassoul dans un peu d'eau et ajoutez la levure de bière. Remuez bien et laissez sur le visage trente minutes avant de rincer. Grâce à ce masque, le grain de la peau est affiné et les imperfections gommées.

Masque apaisant au ghassoul blanc pour peaux sensibles

INGRÉDIENTS

- Ghassoul blanc
- 5 graines de coriandre
- 2 clous de girofle
- Poudre de benjoin
- 1 jaune d'œuf
- 1 cuillerée a soupe d'huile d'argan

Diluez le ghassoul dans un peu d'eau de façon à obtenir une pâte onctueuse. Réduisez en poudre les graines de coriandre et les clous de girofle. Incorporez la poudre de benjoin, le jaune d'œuf et l'huile d'argan au ghassoul et mélangez. Appliquez en masque quinze minutes. A l'instar du ghassoul gris-vert, le plus commun, le ghassoul blanc nettoie la peau sans « déterger » mais, encore plus doux, il est parfaitement indiqué pour les peaux fragiles et hypersensibles. On l'utilise aussi pour éclaircir le teint et revitaliser les cheveux ternes.

Il possède une parfaite biocompatibilité avec la peau grâce à son pH neutre.

LES BAINS AROMATIQUES, UNE PARENTHÈSE DE BONHEUR

On a longtemps attribué à l'association des plantes et de l'eau un pouvoir quasi miraculeux. Dans la tombe de Toutankhamon, on a découvert des onguents contenant de la lavande et de l'oliban. Mais les plantes aromatiques servaient surtout à des activités réjouissantes car le peuple égyptien prenait plaisir à se masser d'essences parfumées après un bain chaud et une exfoliation. Apaisant, détoxifiant, régénérant ou relaxant, le bain aromatique jouit depuis l'Antiquité des faveurs des plus grandes civilisations et des plus grands médecins. Pour démarrer votre journée ou la terminer, un bain chaud agrémenté de quelques gouttes d'huiles essentielles orientales suffit à transformer ce rituel de beauté en un pur moment de plaisir.

Métamorphoser sa salle de bains en spa

Faites couler un bain chaud, la température idéale étant 37° ou 38°. Si vous aimez la lumière tamisée, allumez une ou deux bougies et disposez-les autour de la baignoire. Vous pouvez aussi faire brûler sur un charbon quelques pincées de storax de Turquie, une résine végétale qui dégage un arôme purifiant. Lorsque votre bain est prêt, ajoutez quelques gouttes d'huiles essentielles.

• Pour un bain apaisant, ajoutez 8 gouttes de néroli + 4 gouttes de rose + 4 gouttes de lavande à l'eau du bain.

• Pour un bain détoxifiant, ajoutez 4 gouttes de myrte + 3 gouttes d'eucalyptus + 4 gouttes de néroli à l'eau du bain.

• Pour un bain régénérant, ajoutez 5 gouttes de rose + 5 gouttes de jasmin à l'eau du bain.

Glissez dans l'eau délicieusement chaude et dispersez doucement l'huile à l'aide de vos mains. L'effet est immédiat. La subtile odeur qui se dégage des huiles essentielles vous titille les narines et vous donne envie de respirer à pleins poumons. Laissez-vous enivrer et bercer !

Bain de vapeur purifiant aux plantes

Avant de procéder à un gommage ou d'appliquer un masque désincrustant, offrez à votre peau un bain de vapeur aromatique. Faites bouillir dans un litre d'eau une branche de thym, une poignée de fleurs de lavande et de verveine. Retirez du feu, placez votre visage par-dessus et laissez la vapeur se disperser en vous couvrant d'une serviette. Restez ainsi cinq à dix minutes en vous décontractant.

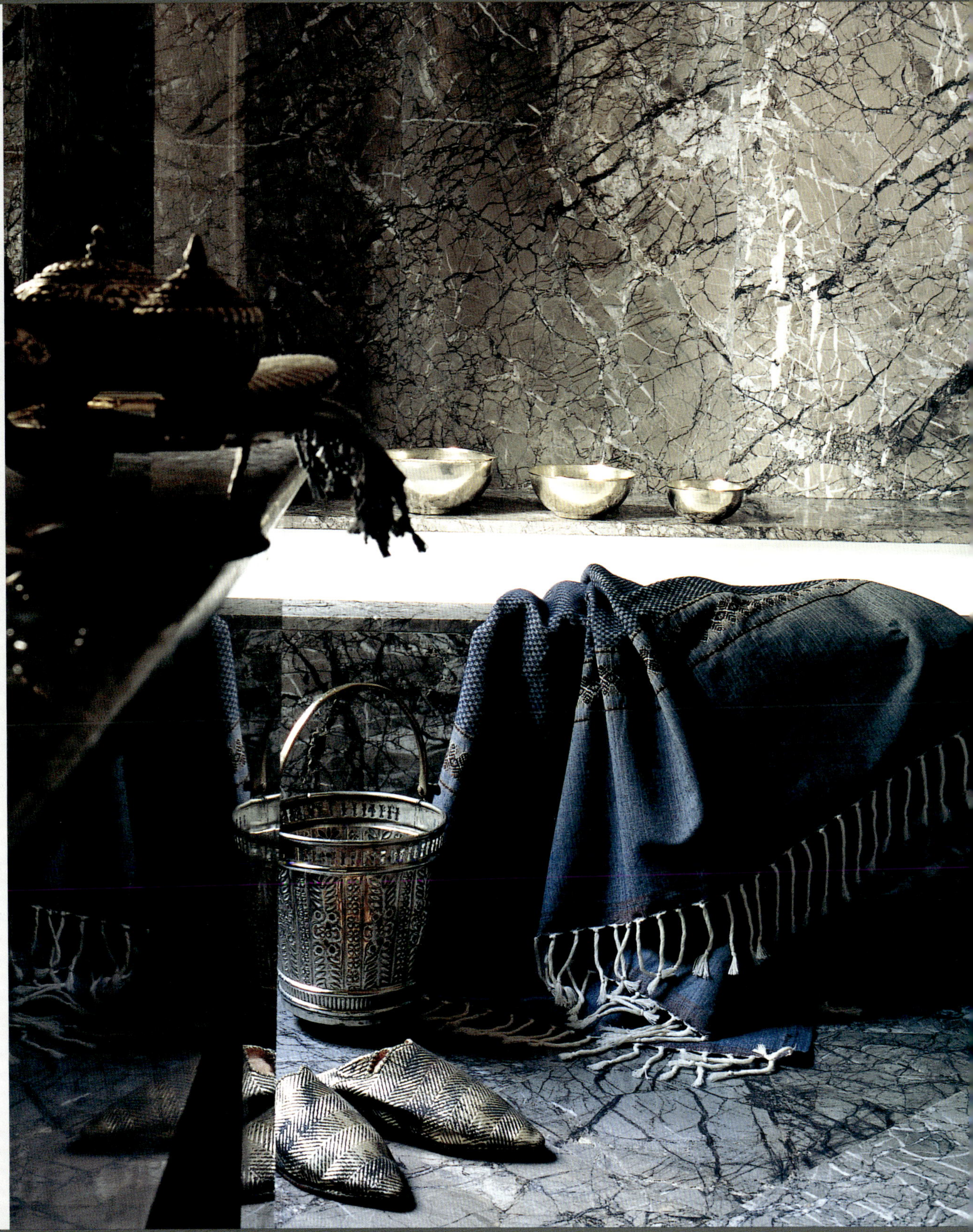

LA BOUE ET LES SELS DE LA MER MORTE, LES BIENFAITS DE LA NATURE

Selon la légende, le roi Salomon fit offrir à la reine de Saba des boues et sels de la mer Morte, célébrés pour leurs vertus cosmétiques et thérapeutiques. Comme nulle part ailleurs, ce lieu offre en abondance des ressources naturelles qui rendent santé et beauté au corps et à l'esprit. Les sels de la mer Morte ont une fonction purifiante, oxygénante et tranquillisante. Ils stimulent le renouvellement cellulaire, ce qui les rend particulièrement efficaces pour les problèmes de peau. Les boues de la mer Morte, un sédiment de couleur noire riche en souffre, silice et autres minéraux, purifie, revitalise et tonifie la peau.

Bain aux sels de la mer Morte

Les sels s'utilisent très simplement en versant 100 ml de sels dans un bain chaud. Remuez pour faire dissoudre les sels et relaxez-vous dans le bain trente minutes. La détente est immédiate.
Vous pouvez également prendre des bains de pieds avec les sels de la mer Morte en remplissant une bassine d'eau chaude et en y dissolvant une poignée de sels. Le corps entier profite de ce bain de pieds assainissant et décontractant.

Enveloppement aux boues de la mer Morte

Elle s'applique en cataplasme sur tout le corps. Pour profiter des bienfaits purifiants de la boue, que ce soit sous la douche ou dans la baignoire, appliquez-la sur la peau en lissant partout sur le corps. Laissez sécher une bonne vingtaine de minutes et rincez.

LES ENCENS, RESINES, HUILES PURIFIANTES, UN CHARME ENVOUTANT ET ENVELOPPANT

Dans les volutes de l'encens se cachent les djinns bienfaisants. Rappelez-vous le génie de la lanterne magique d'Aladin qui apparaît dans un nuage de fumée et exauce tous les vœux.
Depuis des temps immémoriaux, on prête aux résines et aux encens des vertus surnaturelles.
Aujourd'hui encore, au Maghreb et au Moyen-Orient, les fumigations libèrent des fragrances sensuelles qui parfument agréablement le corps et les vêtements, et créent un cercle magique autour des femmes en quête de pureté et de beauté intérieure. Les traînées blanches qui se dispersent dans l'atmosphère invitent à la méditation et au bien-être.
En Afrique du Nord, lors des fêtes rituelles, circoncision, fiançailles, mariage, l'encens brûle toute la nuit, mélangé à des senteurs chaudes et réconfortantes de musc et d'ambre gris.

Les senteurs du bonheur

Benjoin, myrrhe, oliban... les résines et les plantes rares des pays des *Mille et Une Nuits* qui ont fait tant rêver les voyageurs se trouvent aujourd'hui chez tous les herboristes et marchés du Maghreb et du Moyen-Orient. Sous la forme de petites pierres, de feuilles et de fleurs, on les fait brûler sur du sable, des braises, des pastilles de charbon ou dans un brûle-parfum. Prenez soin d'amener la fumée qu'elles dégagent vers vous, comme si vous souhaitiez vous en imprégner et laissez la magie opérer :

La myrrhe

Cette résine qu'exsude un arbuste tortueux des terres désertiques dégage un parfum camphré, sensuel et chaleureux. Très souvent utilisée dans les traditions religieuses, elle possède une puissante action calmante. Les Rois mages auraient offert cette résine à Jésus.

Le benjoin ou baume de la Mecque

Cette résine de benjoin est aujourd'hui vendue sous forme de petits cailloux ou de poudre. Son odeur s'approche de celle de la vanille et son aspect du chocolat blanc. On recueille cette résine à partir des incisions faites sur le storax, un arbre originaire d'Inde. Le mot *benjoin* dérive de l'arabe *luban djawi* qui signifie « encens de Java ». La résine possède des propriétés purifiantes et aromatiques très importantes. On l'utilise pour invoquer la chance.

L'oliban

Utilisée par toutes les traditions religieuses, cette résine provient d'un arbre sacré qui pousse en Afrique, au Yémen et en Inde. C'est l'encens universel de la Bible. Il a un pouvoir de purification et favorise la méditation.

L'eucalyptus

Originaire d'Australie, cet arbre s'est acclimaté en Asie et dans le bassin méditerranéen, notamment en Algérie. On fait bouillir ses feuilles dans de l'eau ou brûler quelques gouttes de son huile pour purifier l'air d'une pièce et soigner problèmes respiratoires et bouffées de chaleur. *L'Essence Algérienne*, commercialisée en 1905, doit son nom à la mode algérienne qui s'empara de Paris au siècle dernier. Elle contient un mélange d'eucalyptus, de menthe et de gaïac. Nos grands-mères l'utilisaient pour décongestionner.

La lavande

Ce sous-arbrisseau aromatique aux fleurs bleu-violet possède milles vertus. Originaire du bassin méditerranéen, la lavande est aujourd'hui cultivée partout dans le monde. Cette plante aux notes florales et fraîches est antiseptique, décontractante, antibactérienne…

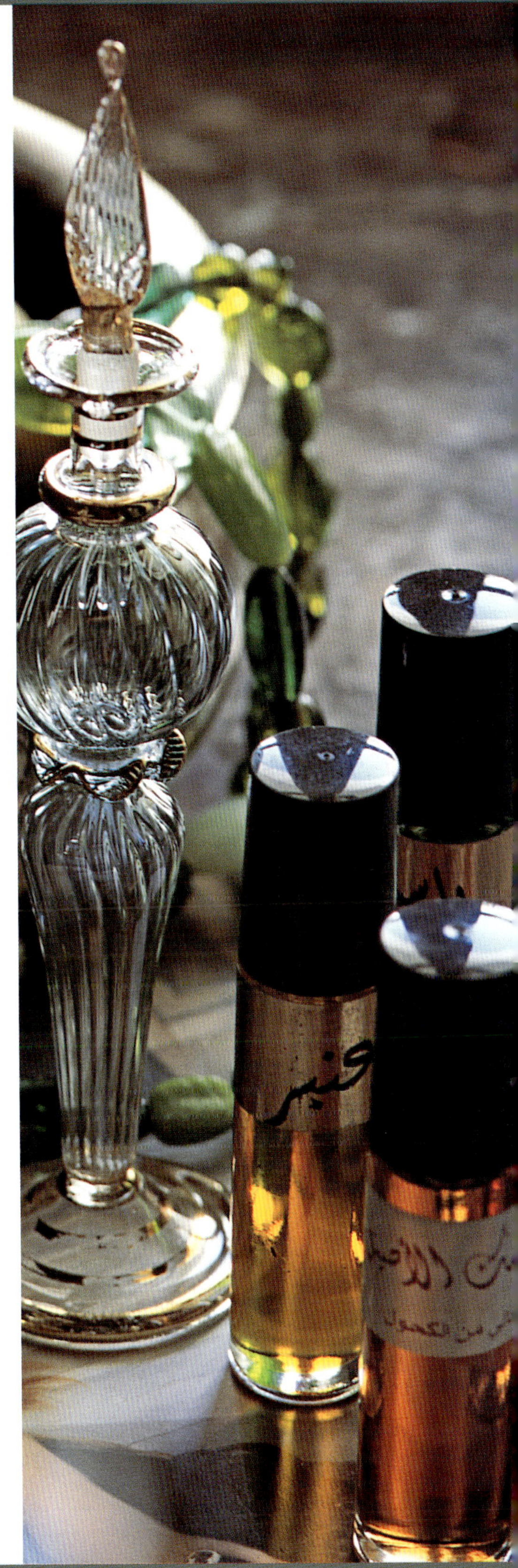

Secrets de séduction

Maquillages, parfums, déodorants, hygiène bucco-dentaire, épilation, philtres, galbe...

Pour les Orientaux, la conception de la séduction ne se réduit pas à des notions esthétiques. Le corps d'une femme doit dégager une aura, séduire par sa santé, sa volupté et la fermeté des chairs. Son corps doit se déplacer avec grâce, ses gestes doivent être empreints d'élégance, sa peau doit exhaler les senteurs les plus précieuses et arborer les fards les plus raffinés.

Secrets de séduction

LE KHOL,
DES PAILLETTES DANS LES YEUX

Poudre noire parsemée d'éclats brillants comme une étrange nuit étoilée, le khôl pare les femmes orientales de désir et de mystère depuis l'Egypte ancienne. Vieux de 5 000 ans, le khôl fait partie des plus anciens cosmétiques. En Egypte ancienne, le maquillage des yeux était très populaire. Hommes et femmes s'enduisaient les cils, les sourcils et les paupières d'un maquillage vert à base de malachite et de graisse animale, et d'un maquillage noir connu sous le nom de *mastim* ou *stim* qu'on peut traduire par « qui rend les yeux parlants ». Cléopâtre était une fervente utilisatrice de ce précurseur du khôl à base de galène, un minerai de plomb extrait aux abords de la mer Rouge.

Plus tard, les Arabes amélioreront la formule de ce maquillage noir et l'appelleront *khul* qui signifie poudre d'antimoine. A côté de ses vertus thérapeutiques, le khôl est devenu un cosmétique très prisé dans tout le Maghreb, le Moyen-Orient et l'Extrême-Orient. Paré de khôl, dans une nuance de noir, de gris ou de bleu, le regard devient magnétique et lumineux, intense et velouté.

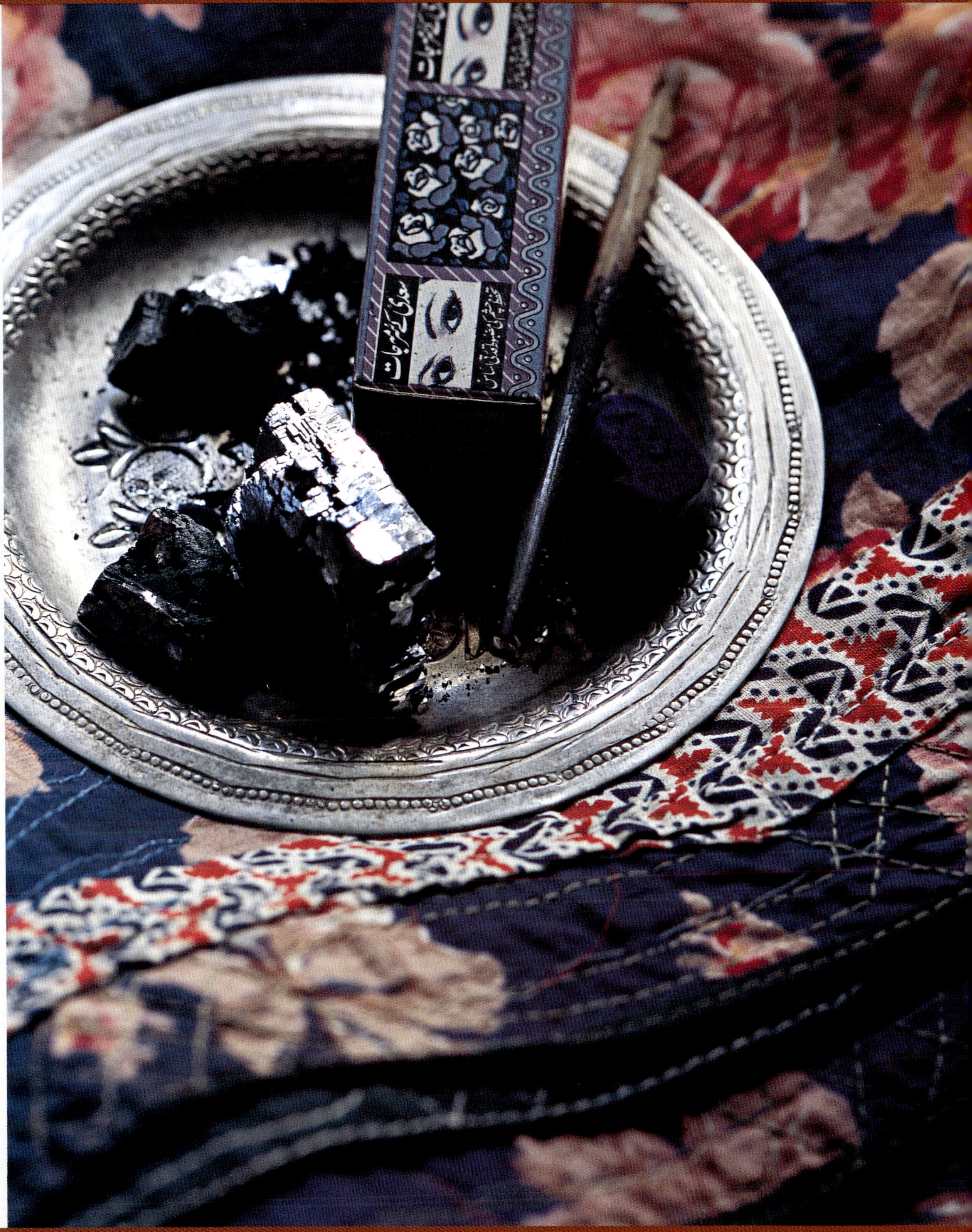

Khôl traditionnel

On trouve le khôl traditionnel dans tous les marchés du monde, particulièrement en Afrique du Nord, au Proche-Orient et dans toute l'Asie. Il est en général proposé dans de petites fioles très esthétiques en verre, en bois ou en argent. Habituellement, les femmes d'Afrique du Nord appliquent une couche épaisse de khôl à la lisière des yeux avant de se coucher. Le lendemain, le blanc de l'œil est parfait et brillant. Pour faire briller le regard plus intensément, les Marocaines ajoutent avant l'application du khôl une goutte de jus de citron dans chaque œil et prononcent : « J'ai mis du khôl sur mes paupières, que celui qui me regarde me désire. »

Khôl express

Le khôl peut aussi s'appliquer l'œil fermé à l'aide d'un fin bâton de bois ou d'ivoire entre les deux paupières. Trempez au préalable le bâtonnet dans de l'eau de rose. L'œil est souligné, il paraît plus large.

Khôl parfumé El Yasmine

INGRÉDIENTS

- 5 pincées de jasmin séché
- 1 cuillerée à café de musc
- 3 graines de maniguettes

Cette imitation de khôl est une spécialité de Blida en Algérie, préférée au khôl traditionnel en raison de son parfum suave. Pulvérisez au mixeur tous les ingrédients, tamisez et passez au mixeur à nouveau. Renouvelez l'opération jusqu'à obtenir une poudre aussi fine que du talc. Conservez dans une fiole en verre.

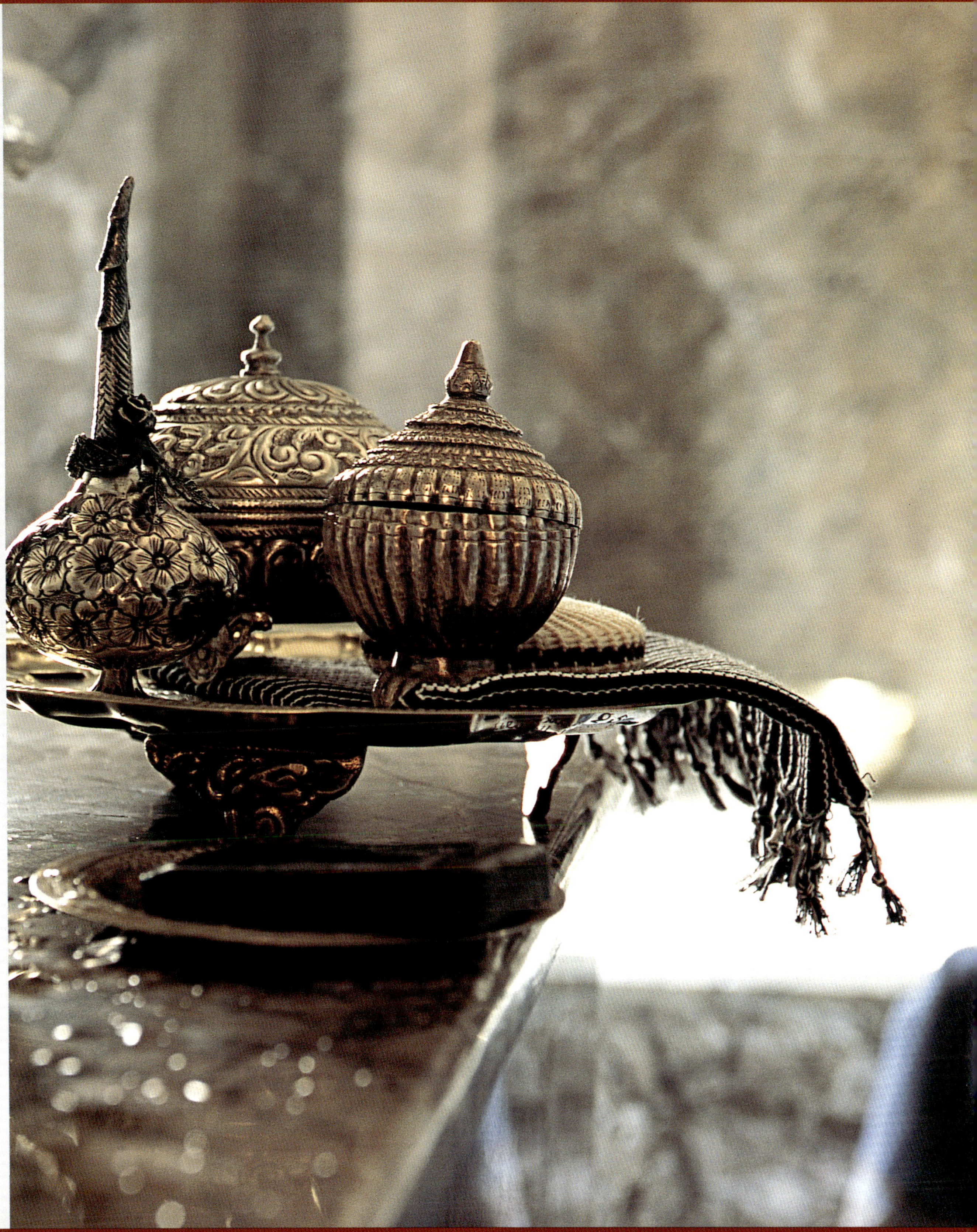

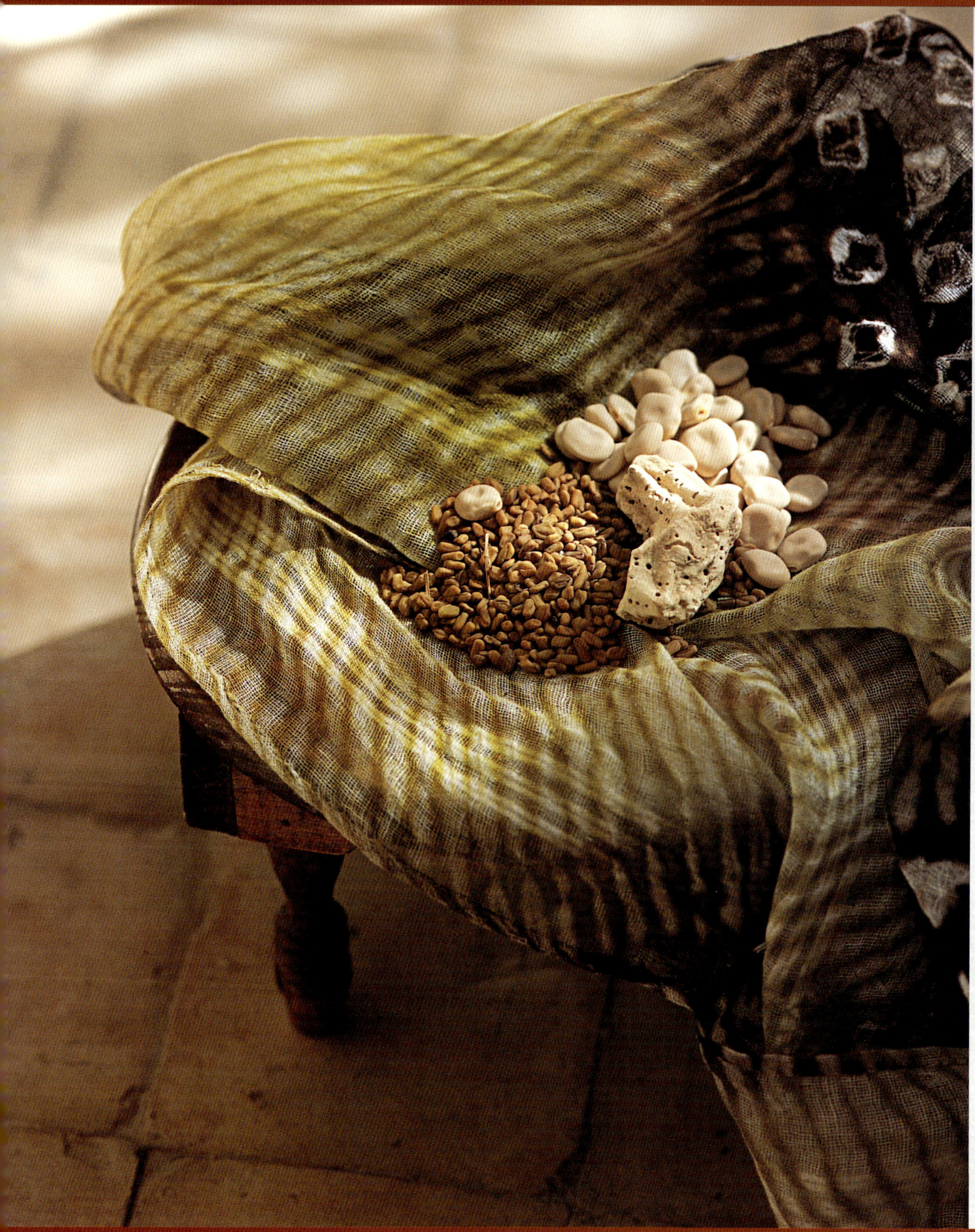

LE CLOU DE GIROFLE, UN ALLIÉ DE CHOIX

Les femmes du Maghreb parfument leurs cheveux avec une huile à base de poudre de clous de girofle, du patchouli, des pétales de rose séchés, du nard et de la civette.

Le clou de girofle est le bouton floral séché du giroflier, un petit arbre originaire de l'archipel des Moluques, en Indonésie. Les Méditerranéennes connaissent parfaitement l'action assainissante du clou de girofle qui sert, en compresse, à nettoyer les petits boutons et les plaies, ou en fumigation à parfumer une pièce. Il entre aussi dans la composition du célèbre harqoss ou harkous, un maquillage naturel et facile à réaliser, pour embellir et fortifier les cils et les sourcils.

Sachets aux plantes parfumées

Vous pouvez confectionner, comme partout en Afrique du Nord, des petits sachets contenant des clous de girofle, des pétales de rose et du patchouli, que vous rangerez dans vos armoires ou garderez dans votre sac.

Harkous

INGRÉDIENTS

- 3 clous de girofle
- 1 noix de muscade grillée
- Huile de ricin

Mixez les clous de girofle et la noix de muscade grillée jusqu'à obtenir une poudre très fine. Ajoutez trois gouttes d'huile de ricin et mélangez bien. Déposée avec un bâtonnet, cette pâte renforce les cils ou, à l'aide d'une petite brosse, noircit les sourcils.

LES GRAINES DE FENUGREC

De la côte orientale d'Afrique aux Bédouins de Libye en passant par les Berbères du Maghreb, hommes et femmes qui rêvent d'un corps voluptueux ont recours aux graines de fenugrec. Le fenugrec stimule en effet l'appétit et raffermit les tissus. Originaire des pays qui entourent l'Arabie, et connu des anciens médecins égyptiens et grecs, le fenugrec était en outre recommandé par le prophète Mahomet comme un remède contre de nombreux maux. On le trouve aujourd'hui sur les marchés et dans les épiceries sous la forme de petites graines brunes rectangulaires et irrégulières ou sous la forme de farine.

Le fenugrec est à éviter durant la grossesse, car il a un effet stimulant sur l'utérus !

Secret gourmand

INGRÉDIENTS

- 1 cuillerée à café de poudre de fenugrec
- 1 cuillerée à soupe de pâte d'amande
- 1 cuillerée à café de miel
- 1 cuillerée à café d'huile d'argan

Pour avoir un joli galbe, réduisez en poudre vos graines de fenugrec. Mélangez et tartinez sur une tranche de pain de son. Dégustez tous les matins au petit déjeuner.

Crème asséchante contre les boutons

Constituez une pâte en mélangeant la poudre de fenugrec avec de l'eau. Appliquez sur les boutons et laisser sécher. Rincez à l'eau.

Bain de bouche au fenugrec

Pour vous éclaircir la voix ou soulager un mal de gorge, gargarisez-vous de deux cuillerées à café de fenugrec diluées dans un verre d'eau chaude.

Lotion anti-chute au henné et fenugrec

Contre les pellicules et la chute de cheveux, réalisez une décoction de 15 g d'écorce de chêne, 15 g de henné et 15 g de fenugrec dans un litre d'eau et massez soigneusement le cuir chevelu de cette lotion fortifiante.

LE COQUELICOT, L'ÉCORCE D'ÉGLANTINE, LE CARTHAME ET L'ORCANETTE, LE MAQUILLAGE VÉGÉTAL

La littérature arabe médiévale célèbre les lèvres des femmes et les élève au même rang que les pierres précieuses comme le rubis, le corail ou la cornaline. On doit aux Berbères du Maroc et d'Algérie le premier rouge à lèvres qui allait habiller cette partie si sensuelle du visage. Les Orientaux le nomment aker. Les femmes déposent sur leurs joues et leurs lèvres un fard naturel constitué à partir d'un pigment végétal, qui varie suivant les régions. Il peut s'agir d'écorce de grenadine ou de poudre de cochenille mais plus souvent de coquelicot, d'écorce d'églantine, de carthame ou d'orcanette.

Le coquelicot

Originaire de la Méditerranée orientale, le coquelicot a été trouvé dans de vieux tombeaux égyptiens. Les pétales délicats et rouge vif du coquelicot contiennent des mucilages qui lui confèrent des vertus adoucissantes idéales pour les lèvres.

L'églantine

Ses fruits rouges contiennent de nombreuses vitamines, notamment la vitamine C qui possède des vertus anti-oxydantes et tonifiantes.

Le carthame

Les fleurs du carthame ont un pouvoir colorant et antifongique connu des Egyptiens puisqu'ils teignaient les bandages des momies avec. Emollient, hydratant, il donne aussi une jolie couleur cerise au fard.

L'orcanette ou le rouge de Fès

La racine de l'orcanette, une plante méditerranéenne, donne une matière rouge foncé qui se mélange facilement aux huiles utilisées en cosmétique traditionnelle.

La couleur de l'aker varie du rose au rouge. Traditionnellement, le vermillon porte bonheur, d'où la prédilection des Orientales pour le henné et le safran dont les teintes s'en rapprochent. En général contenu dans un petit pot en argile, en bois ou en verre, ce fard végétal a une longue tenue sur la peau et il nourrit avantageusement les lèvres. Il s'utilise en humidifiant votre doigt avec un peu d'eau ou de salive et en frottant légèrement la surface creuse du pot qui contient la poudre rouge.

Appliquez sur les lèvres par petites touches. En hiver, si vous souhaitez hydrater vos lèvres, ajoutez à votre aker un peu de miel.

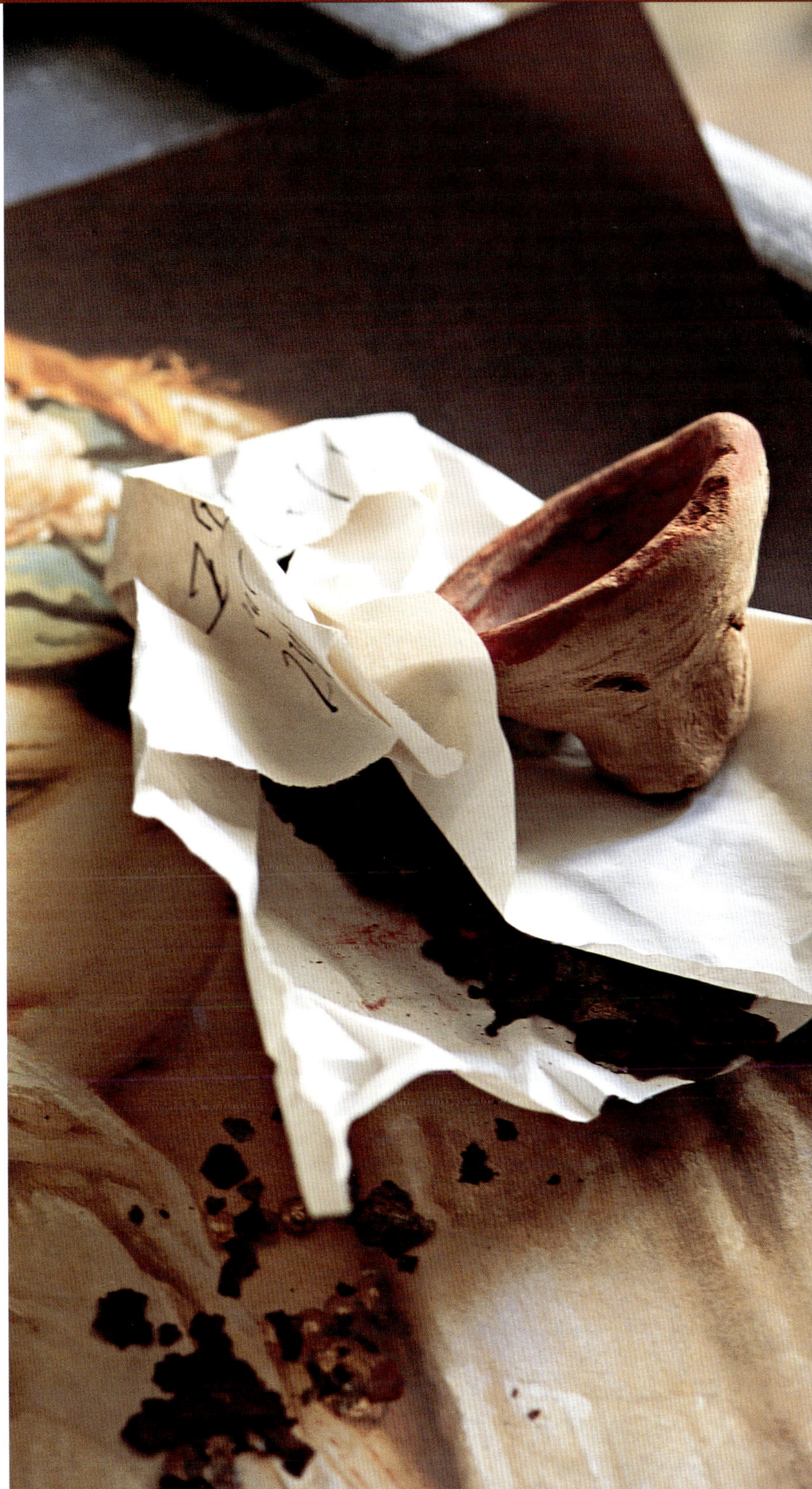

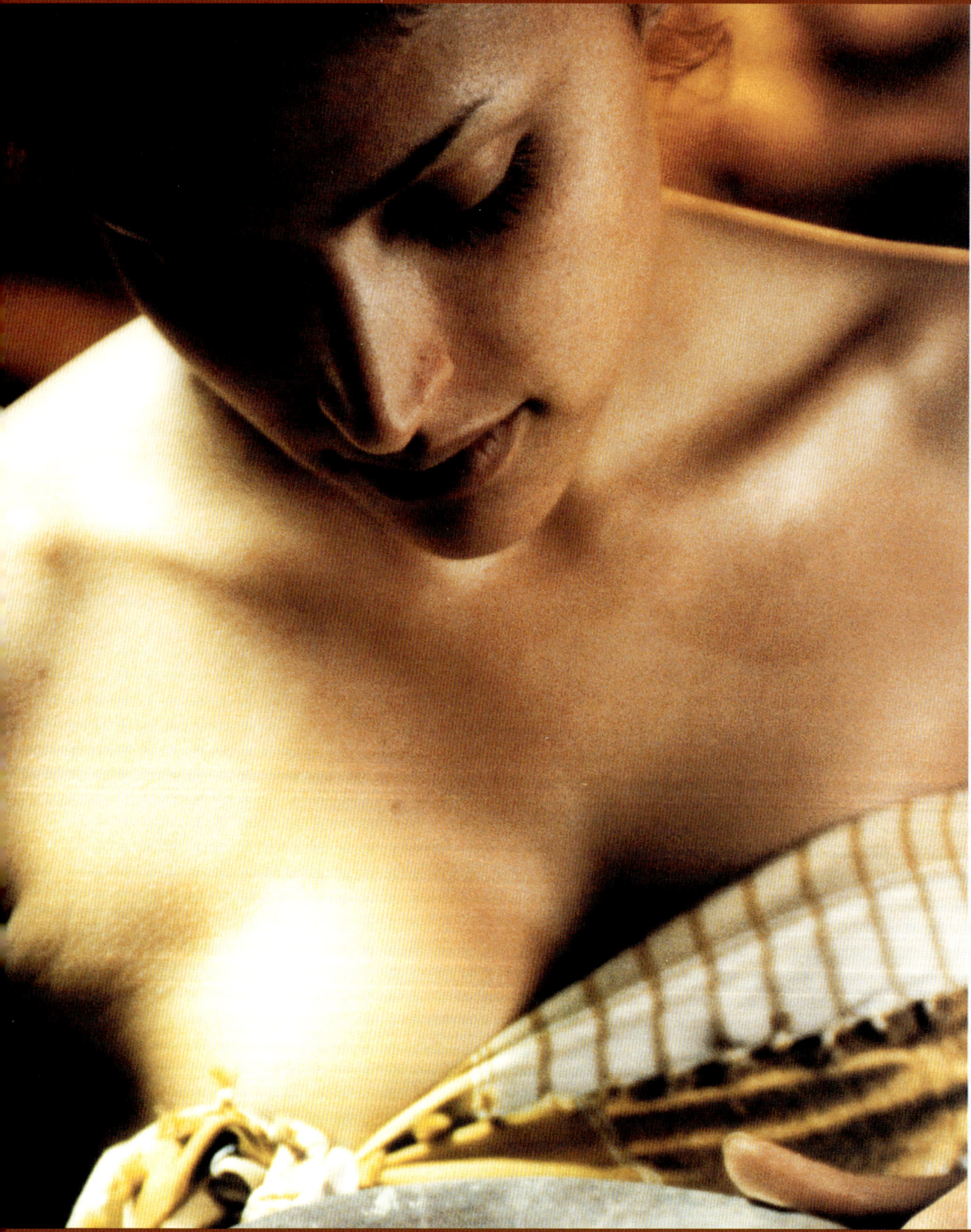

L'AMANDE, LE SOIN ULTRADOUX POUR LES BÉBÉS ET LEUR MAMAN

Dans les pays du Sud, l'amandier est le symbole de la virginité et de la beauté fertile. Il s'est répandu dans toute la Méditerranée avec les Arabes qui l'importèrent d'Espagne. Les mamans orientales utilisent l'huile et le lait d'amande douce qu'elles confectionnent elles-mêmes pour leur peau et celle de leur bébé ; l'huile et le lait apaisent les épidermes délicats et atténuent les taches de rousseur ou de vieillesse.

Si le parfum préféré de Cléopâtre était constitué d'un mélange de rose et de violette, elle réservait néanmoins un parfum différent à ses pieds qu'elle oignait d'une huile d'amande douce dans laquelle avaient macéré des fleurs d'oranger, du henné et de la cannelle.

L'amande est un fruit riche en huile, protéines, sels minéraux et vitamines A, B et E qui lui confèrent des propriétés adoucissantes, hydratantes, nourrissantes et calmantes. La tolérance cutanée de l'huile d'amande douce est exceptionnelle. Elle est particulièrement recommandée pour les peaux sensibles.

Lait démaquillant à l'amande douce

INGRÉDIENTS

- 100 g d'amandes douces
- 100 ml de lait
- 100 ml d'eau de rose
- Poudre de benjoin

Mixez les amandes et faites-les bouillir une minute dans du lait. Filtrez et ajoutez l'eau de rose et une pincée de poudre de benjoin. Le lait d'amande douce constitue un parfait démaquillant. Il est anti-inflammatoire et calme les démangeaisons.

Baume pour les lèvres gercées

INGRÉDIENTS

- 2 cuillerées à soupe de cire d'abeille
- 2 cuillerées à café d'huile d'amande douce
- 2 cuillerées à soupe d'eau de rose
- 2 cuillerées à café de miel

Faites fondre la cire d'abeille et l'huile. Ajoutez l'eau de rose et le miel à la cire jusqu'à obtenir une pâte légère. Conservez ce baume au réfrigérateur.

LE SAFRAN, L'OR VÉGÉTAL

Les prêtres d'Egypte ancienne utilisaient le safran, une épice précieuse, dans leurs ablutions comme essence aromatique et Cléopâtre l'ajoutait à ses bains parfumés pour ses effets aphrodisiaques et cosmétiques. Le safran est un stigmate d'une magnifique couleur jaune et rouge qui provient d'une fleur de crocus violette dont on se sert dans les soins de beauté pour son action rajeunissante. Le safran, dit aussi « fleur de santé », est cher et fait rêver. Dans la région du Tiliouine, au Maroc, les femmes l'utilisent pour sublimer leur peau en le mélangeant à du henné ou à un jaune d'œuf.

Elixir au safran

INGRÉDIENTS

- 1 pincée de stigmates de safran

ou 5 gouttes d'huile essentielle de safran

- 1 jaune d'œuf

Réduisez en poudre le safran. Mélangez-le au jaune d'œuf. Appliquez sur le visage et la bouche dix minutes puis rincez. Un véritable traitement de choc pour raffermir et régénérer les peaux stressées et les lèvres gercées !

LES KHELLA, LES FLEURS AMIES DE VOS DENTS ET GENCIVES

Vous reconnaîtrez facilement la fleur appelée khella dans les jardins : elle ressemble au fenouil, et sur les étals des marchés, elle est pareille à un petit parapluie refermé. Au Maroc, en Egypte et en Algérie, on utilise cette fleur séchée originaire d'Egypte en guise de cure-dents. En Espagne, autrefois, les Andalous lavaient leurs dents avec les graines de cette plante. Le khella pousse spontanément dans tout le bassin méditerranéen et au Proche-Orient. Tous les marchés du Maghreb fournissent cette ombellifère à laquelle l'Egypte des pharaons avait recours pour soigner les maux de ventre.

La fleur des gencives saines

Servez-vous-en comme d'un cure-dents en détachant un des rayons de l'ombelle. Si vous avez des gencives douloureuses, réalisez une infusion des inflorescences entières, laissez refroidir et gargarisez-vous avec.

LE SWAK OU ÉCORCE DE RACINE DE NOYER POUR UN SOURIRE ÉCLATANT

Le secret de la blancheur des dents des Orientales porte le nom de *miswak* ou *(siwak* ou *swâk)* qui signifie littéralement « baguette à se frotter les dents », en fait de l'écorce de racine de noyer.
Grâce aux tanins du siwak, la bouche des femmes qui le mâchent se trouve colorée de la couleur de l'amarante, un brun acajou, et les dents paraissent plus blanches. En le mâchant moins longtemps, il renforce la couleur naturelle de leurs lèvres. Une fois récoltée, séchée et découpée, cette écorce de racine de noyer est enroulée autour d'un bâtonnet de quelques centimètres et ressemble ainsi à de l'osier tressé. Non seulement le siwak permet d'afficher un sourire resplendissant mais, utilisé en massage capillaire, il rend à la chevelure tout son volume et sa vitalité.
Vendu sur tous les marchés arabes d'Occident et du Maghreb, le siwak était utilisé bien avant l'islam mais fut préconisé par le prophète Mahomet pour les ablutions. Au Moyen-Orient ou en Asie, on utilise la racine de l'arbre de l'arak.

Une pâte dentifrice naturelle

Pour blanchir vos dents, faites une décoction d'écorce de racine de noyer. Délayez du ghassoul avec cette décoction et un demi-citron de façon à obtenir une pâte semi-liquide. Frottez ce mélange sur les dents à l'aide d'une brosse à dents ou même de vos doigts. Une variante de ce dentifrice naturel consiste à moudre de l'écorce de noyer à un zeste séché de citron. La poudre est immédiatement utilisable.

Masque pour cheveux gras au noyer et à la sauge

Faites infuser des feuilles de noyer (et non pas l'écorce de racine), de la sauge et du thym dans une eau bouillante durant vingt minutes. Filtrez et appliquez sur le cuir chevelu et les cheveux directement ou dilué dans un peu de ghassoul et deux cuillerées d'huile d'olive.

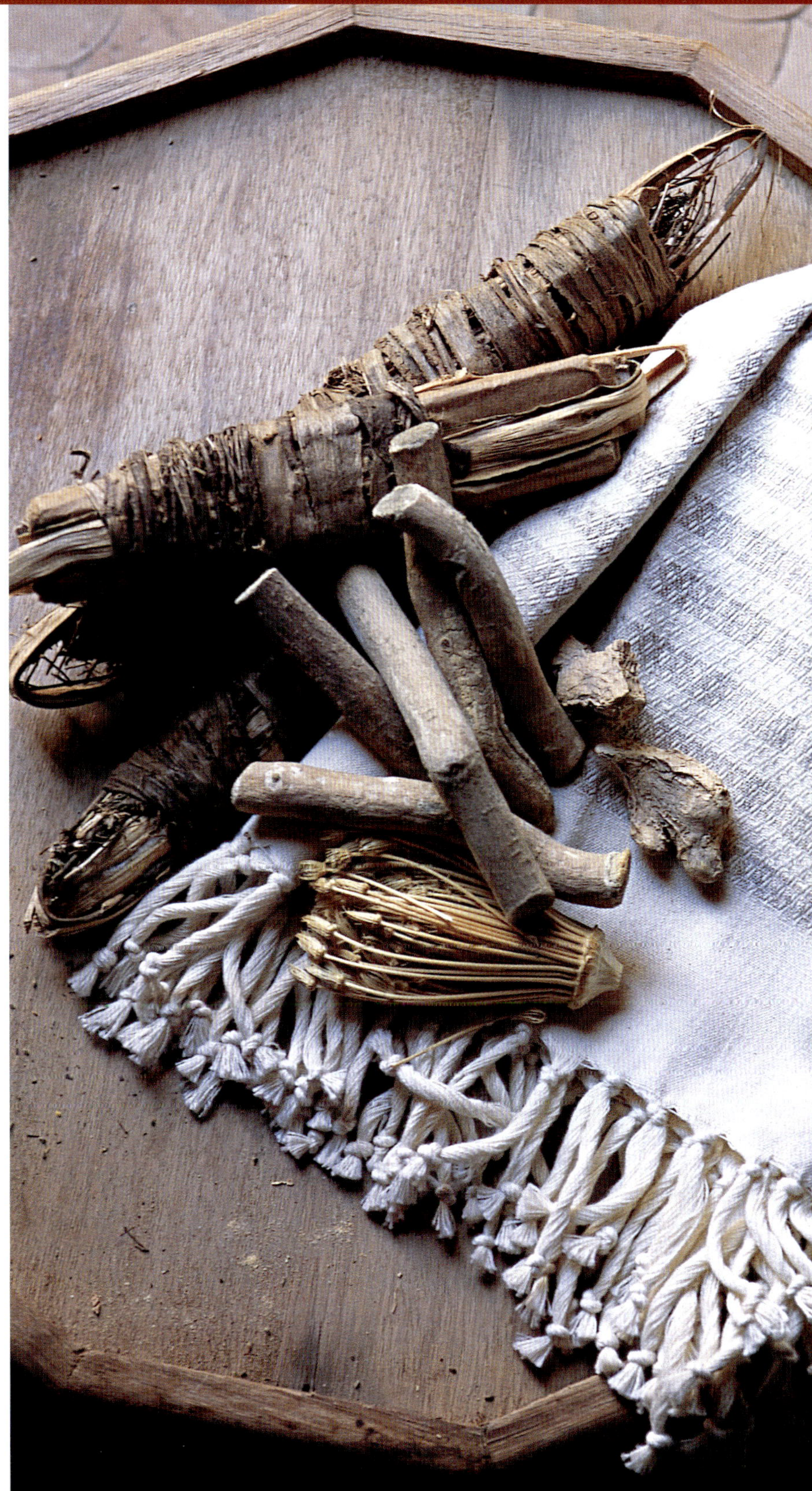

LA MENTHE, UN PARFUM SUAVE ET TONIQUE

Séchée ou fraîche, dans le thé, en infusion ou en cataplasme, la menthe est appréciée pour son parfum et ses vertus sur tout le pourtour de la Méditerranée. Appelée aussi plante « à la suave odeur », elle a bénéficié des faveurs des hommes et des femmes de l'Antiquité. Pour parfumer naturellement leur haleine, les femmes romaines concoctaient un petit mélange de menthe fraîche et de miel. En Algérie, il n'est pas rare de croiser des hommes humant un bouquet de menthe verte ou des femmes glissant quelques brins sous leurs ceintures ou sous leurs foulards. Pour les Kabyles, la menthe soulage les cœurs chagrinés. Elle est en outre connue pour calmer les maux de tête, stimuler l'énergie et procurer légèreté et volupté au corps et à l'âme.

Une haleine parfaite

Avant un rendez-vous ou une soirée, sucez un morceau de sucre sur lequel vous aurez versé une goutte d'huile essentielle de menthe poivrée. Sensation de fraîcheur immédiate !

LE HENNÉ, ENTRE PROTECTION ET ÉLÉGANCE

En Afrique du Nord, lorsqu'un enfant a quatre jours, on dépose un peu de pâte de henné dans les creux du corps : le pli des coudes, la paume des mains et des pieds et aux coins des yeux. Que l'on soit juif ou musulman, cette plante sacrée est de toutes les fêtes et de toutes les cérémonies – circoncisions, mariages, fiançailles. Le mot henné vient de l'hébreu, *hen* qui signifie « trouver grâce ». En oignant ses mains de henné, la jeune mariée espère ainsi « trouver grâce » aux yeux de son mari. En Algérie, au cours de la « nuit du henné », qui a lieu traditionnellement sept jours avant le mariage religieux, c'est la *hennaya*, une artiste et magicienne spécialiste du henné, qui s'occupe du rituel du henné. La poudre de henné est déposée sur un plateau en argent avec deux œufs. La hennaya dessine alors sur le dos de la main de magnifiques motifs floraux à partir d'une pâte de henné additionnée d'eau de rose. Le tatouage au henné apporte la

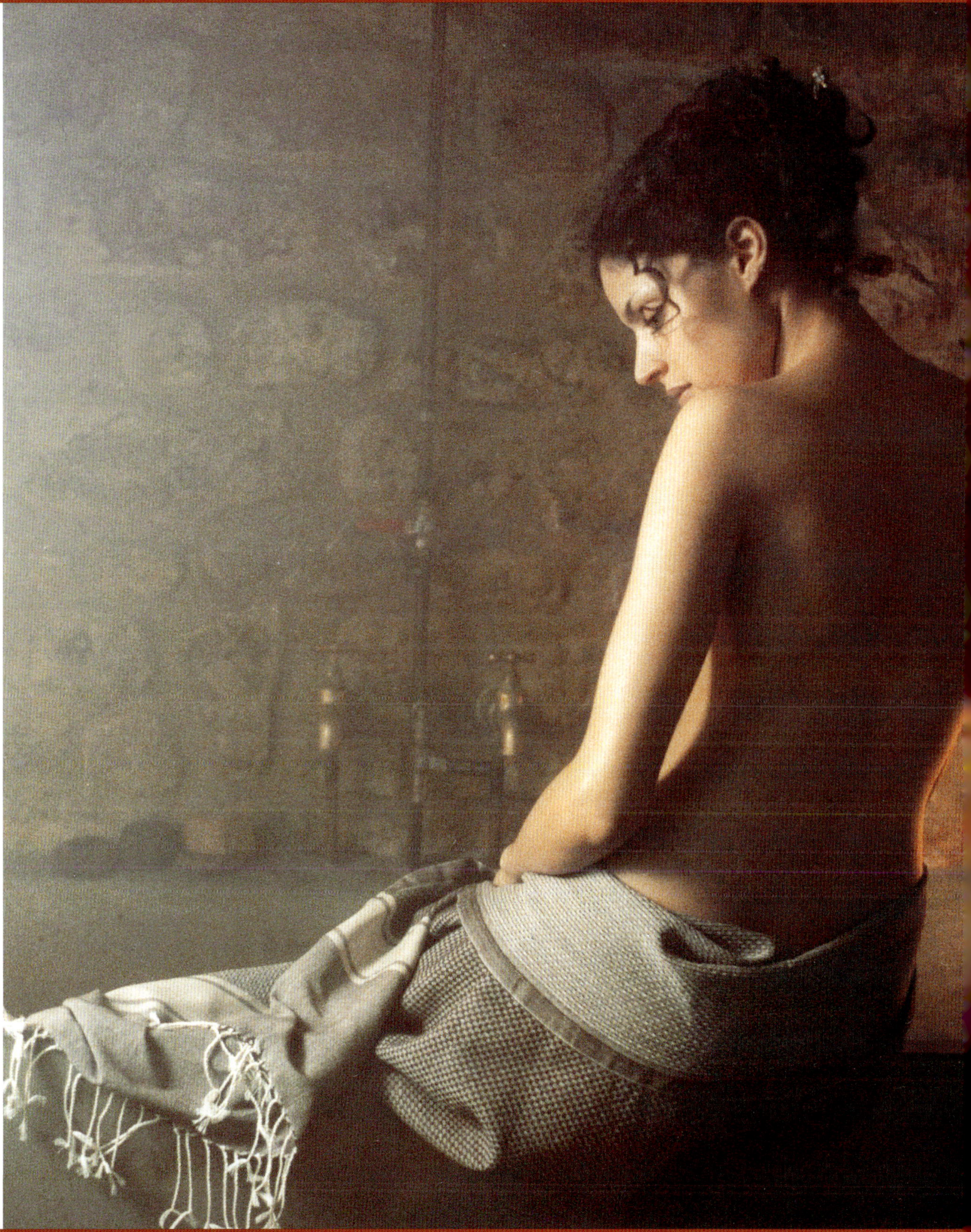

baraka, éloigne le mal de soi et des autres. Le dessin sur le corps agit en effet symboliquement comme un voile qui protège et attire le regard de l'autre.

On obtient le henné à partir des feuilles d'un arbuste, le *Lawsonia*, connu depuis des siècles du massif de l'Atlas au bord du Gange pour ses propriétés astringentes et purifiantes. Une fois moulues et tamisées, les feuilles sèches donnent une poudre verte qui a le pouvoir, mélangée à de l'eau, de colorer la peau, d'affiner son grain et de sublimer la chevelure.

Teinture rousse au henné

INGRÉDIENTS

- Des gants
- Une serviette
- 200 g de henné
- De l'eau
- Huile d'olive

Pour obtenir des reflets roux ou auburn sur des cheveux foncés, il suffit de mélanger la poudre de henné avec un peu d'eau chaude jusqu'à obtenir une pâte semi-liquide. Ajoutez deux cuillerées d'huile d'olive et laissez cet emplâtre entre quinze minutes et une heure sur la chevelure (suivant l'intensité de la couleur désirée), le tout enveloppé sous une serviette. Evitez de toucher la peau avec le henné, vous risqueriez de rester colorée une bonne semaine.

Crème de bronzage

INGRÉDIENTS

- Ghassoul ou savon noir
- 2 cuillerées à soupe de henné

Pour un bronzage naturel et instantané, mélangez dans un bol du ghassoul ou du savon noir et du henné. Recouvrez l'ensemble du corps avec et laissez reposer une à cinq minutes. Rincez-vous. Une variante de cette recette consiste à mélanger un jus de citron et de l'eau à une poudre de henné. Le principe est le même : recouvrez l'ensemble du corps et rincez au bout de quelques minutes.

Masque antipelliculaire au henné

Réalisez une décoction avec une poignée de feuilles de tomate et mélangez-la à un demi-bol de henné. Appliquez sur le cuir chevelu et les cheveux et conservez cinq minutes. Rincez.

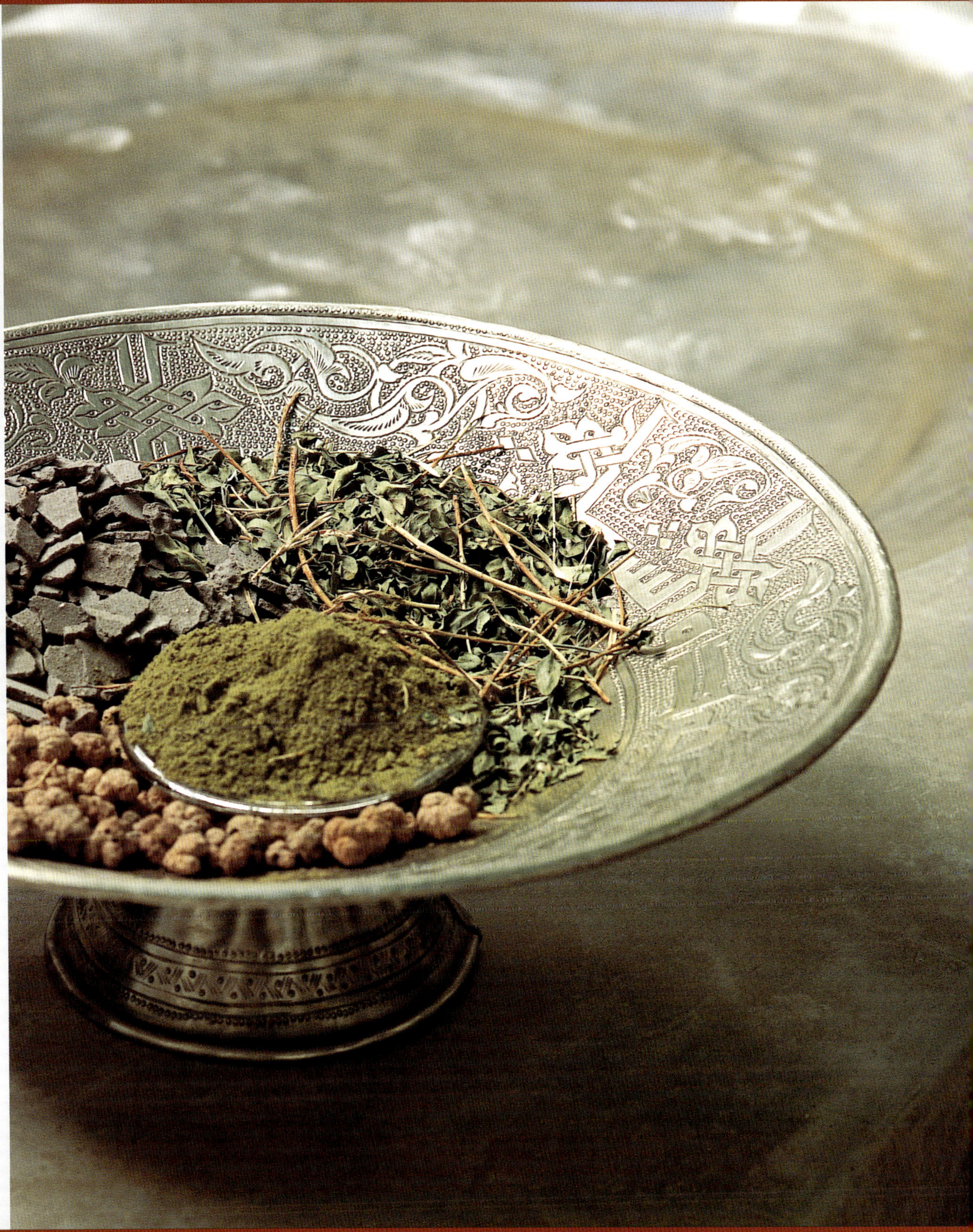

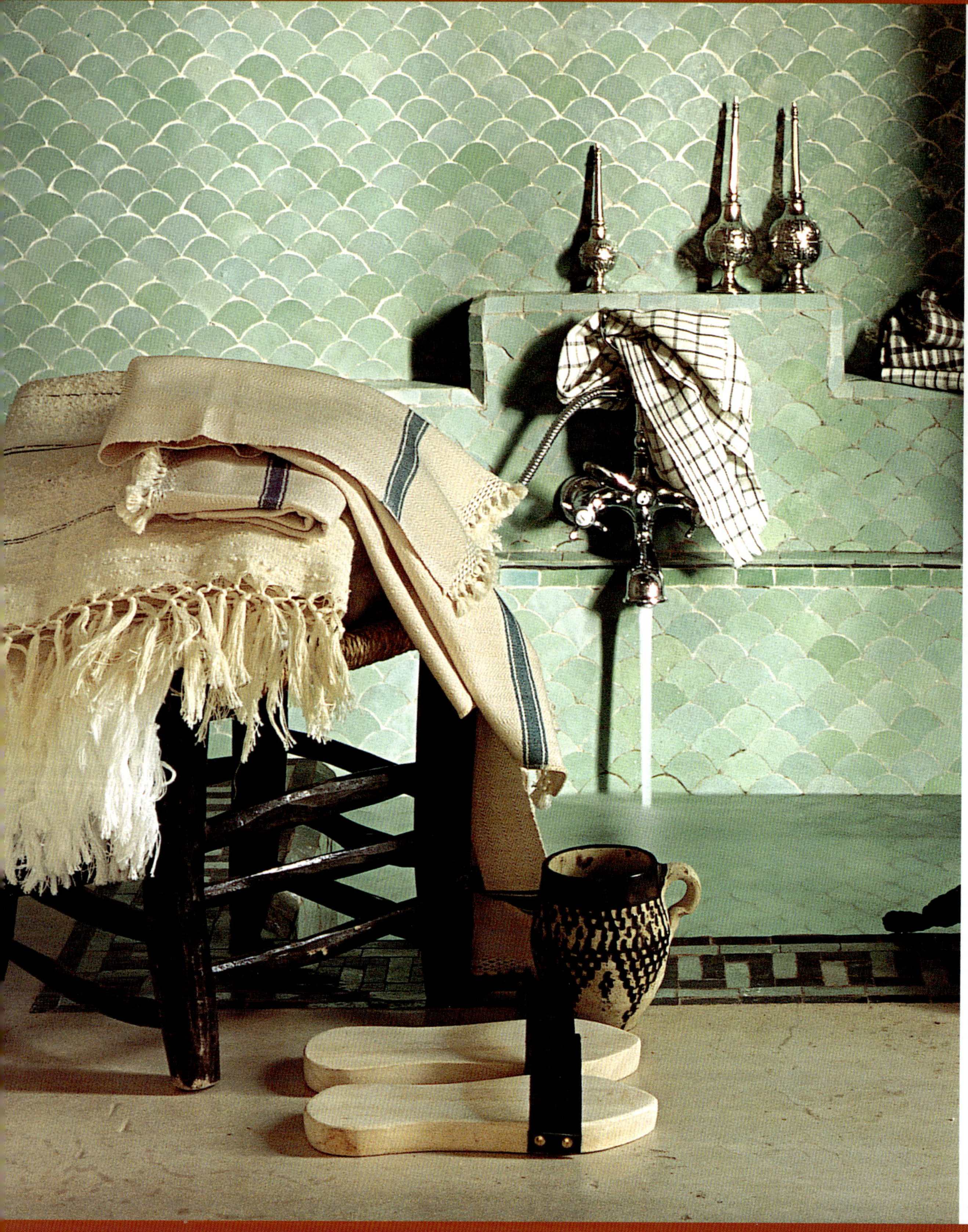

Crème ultra brillance pour cheveux

INGRÉDIENTS

- Une pelote d'écorce de noyer
- 1/2 litre d'eau
- 10 clous de girofle
- Une branche de thym
- Un bol de henné

Faites bouillir l'écorce de noyer dans le demi-litre d'eau. Réduisez en poudre les clous de girofle et le thym. Versez la décoction de noyer dans le bol de henné et ajoutez les clous de girofle et le thym. Mélangez et recouvrez les cheveux de cette crème. Conservez trois heures et rincez.

Tatouages

Aujourd'hui, si la pose du henné conserve toujours son sens symbolique, elle possède aussi une très grande valeur esthétique. Le tatouage au henné est le bijou de la peau, on le choisit sur les mains, l'épaule, les pieds ou les chevilles. Du jus de citron est appliqué sur la peau avant l'application du henné. En attaquant l'épiderme en surface, le citron va permettre au henné de colorer plus rapidement et plus intensément. Une fois transformé en pâte semi-liquide en y additionnant de l'eau, le henné (100 g suffiront pour deux mains ou deux pieds) est versé dans une seringue pourvue d'une aiguille. Pour obtenir une couleur d'un rouge flamboyant, couvrez avec des gants ou des bandages et conservez toute la nuit. Un minimum de trois heures de pose est recommandé.

LE MIEL, SYMBOLE DE VIE ET D'ABONDANCE

Selon la coutume dans l'ensemble du monde arabe, la jeune fille est emmenée au hammam la veille de ses noces. Les femmes de sa famille qui l'accompagnent s'occuperont d'elle tout au long de la journée. Traditionnellement, il s'agit de deux femmes mariées qui seront un peu ses gardiennes. Là, elle sera entièrement épilée. On choisit pour cette occasion un caramel fait avec du miel au lieu du sucre, qui permet une épilation plus douce et tout aussi efficace.

Depuis des siècles, les femmes orientales ont ainsi recours à une cire à épiler à base de sucre (caramel) ou de miel qui, en plus de laisser la peau imberbe, la rend veloutée et souple. Symbole féminin par excellence, le miel pour les femmes de l'Atlas est un bienfait de la nature qui apporte à celle qui le consomme abondance et fertilité. Elles s'adressent ainsi aux abeilles : « Approchez abeilles que je vous parle ! Offrez vos gâteaux de miel à l'ami, afin qu'il en fasse son souper. »

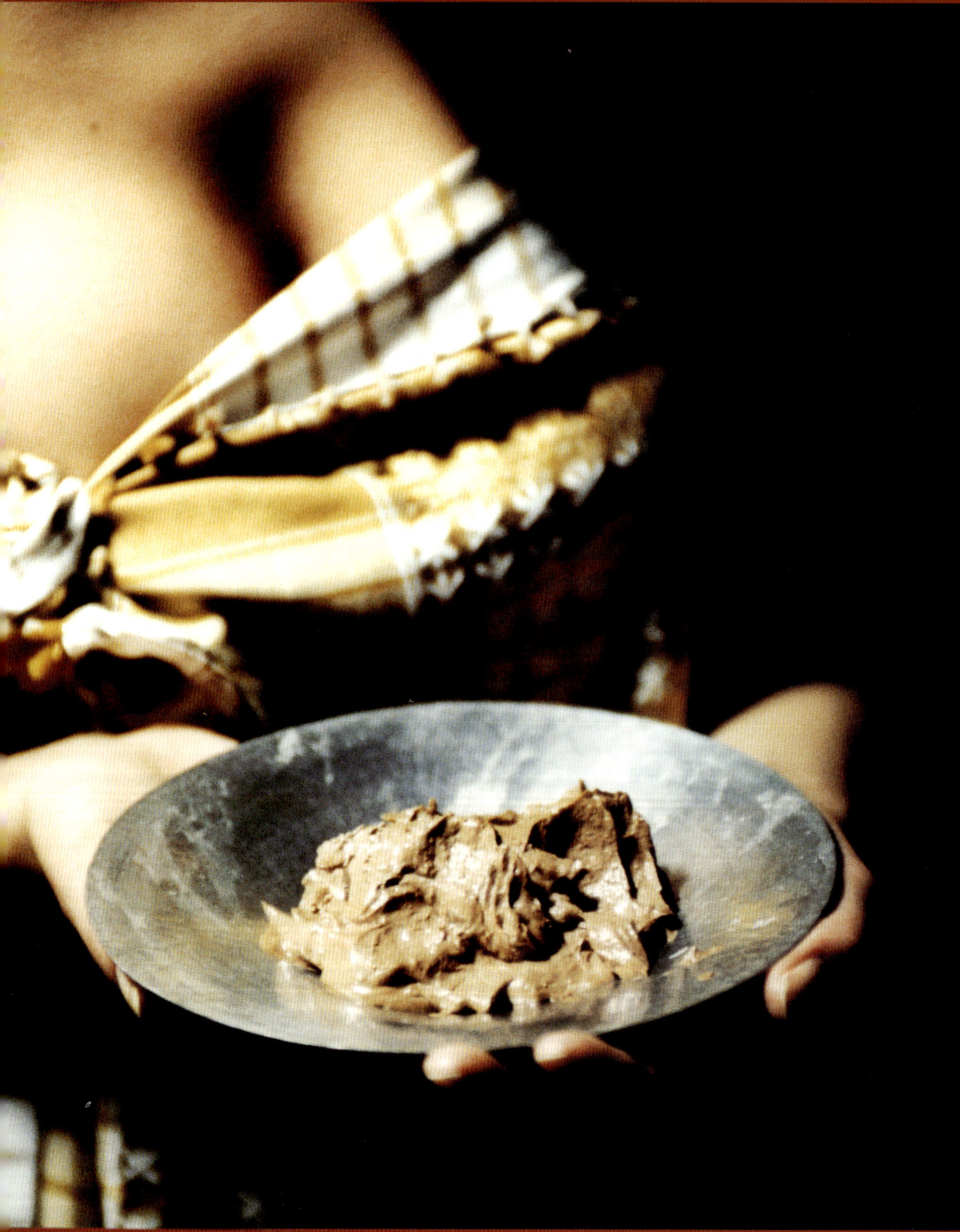

Epilation au miel et citron

INGRÉDIENTS

- Talc
- 1 verre d'eau
- 1 verre de miel
- 1 citron
- 1 pincée de sel
- Savon noir

L'épilation se réalise de préférence au hammam après le gommage au gant de crin, mais vous pouvez aussi bien vous épiler après une exfoliation sous la douche. Débarrassée de ses cellules mortes, la peau doit être bien séchée.

Talquez la zone à épiler. Chauffez dans une casserole épaisse l'eau, le miel, le sel et quelques gouttes de citron, sans laisser brunir la pâte. Quand vous obtenez une texture élastique, retirez du feu et laissez refroidir. Une fois que la pâte est tiède, prenez-en un bout entre vos doigts et étirez-la. Si elle n'est pas assez souple ou cassante, ajoutez un peu de citron. Ramollissez la pâte entre vos mains pour obtenir une petite boule et procédez à l'épilation en prenant soin de tirer dans le sens inverse de la pousse du poil. Jetez la boule quand elle épile moins bien et reconstituez une nouvelle boule avec la pâte restante. Rincez-vous au savon noir pour apaiser la peau. Les femmes algériennes frottent les parties du corps qu'elles viennent d'épiler avec une eau bouillie salée. Il paraîtrait que le sel retarde la repousse.

Soin des ongles et des mains au miel et huile d'amande

Offrez un bain de douceur à vos mains avec ce soin d'Afrique du Nord. Conservez vos mains dans de l'eau chaude quelques minutes, nettoyez vos ongles et séchez. Trempez ensuite cinq bonnes minutes vos ongles dans un mélange d'huile d'amande douce (ou d'huile d'argan) et de miel (une cuillerée à café suffira). Puis massez les mains et les ongles avant de les enrober dans une serviette chaude l'espace de quelques minutes. Massez à nouveau et essuyez le surplus d'huile.

Concentré réparateur

Pour entretenir une jolie peau veloutée, faites-vous régulièrement un masque concentré en mélangeant une cuillerée à soupe de miel et une cuillerée à soupe d'eau de rose. Rincez au bout de quinze minutes de pose.

LA PIERRE D'ALUN, LE DÉODORANT NATUREL

Pierre magique, l'alun est un minéral que les sorcières d'Orient utilisent pour libérer des mauvais sorts, en particulier le mauvais sort amoureux. La pierre d'alun ressemble à un glaçon. D'un joli aspect givré et translucide, elle est confondue parfois avec le cristal de roche. Connue de toutes les grands-mères depuis le Moyen Age, la pierre d'alun est une roche minérale du Maghreb et du Moyen-Orient couramment utilisée pour assainir l'épiderme et rester frais tout au long de la journée. Elle régule efficacement la transpiration tout en adoucissant la peau grâce au film minéral invisible qu'elle y dépose.

Les hommes et les femmes peuvent l'utiliser après le rasage ou l'épilation car elle calme les irritations et guérit les petites coupures. Astringente et antiseptique, elle gomme les imperfections du visage.

Pour une protection efficace et durable contre la transpiration, mouillez la pierre d'alun et frottez-la sous vos aisselles ou sur vos pieds. Pour calmer le feu du rasage, les rougeurs de l'épilation et les petits boutons, procédez de la même manière. Il existe des recettes plus sophistiquées utilisées par les coquettes d'Algérie et du Maroc.

Spray antiperspirant

INGRÉDIENTS

- 5 g d'alun
- 2 g de poudre de benjoin
- 100 ml d'eau

Dissoudre l'alun et la poudre de benjoin dans l'eau et versez dans un vaporisateur.

Poudre parfumée

INGRÉDIENTS

- 1 pierre d'alun
- 1 pierre de toutiya (oxyde de zinc)
- 2 g de musc
- 1 feuille de menthe séchée
- 1 clou de girofle
- 1/2 cuillerée à café de cannelle
- 1 pot de talc

Sur une poêle, chauffez quelques minutes une pierre d'alun et la toutiya. Passez au mixeur en incorporant le musc, la menthe séchée, le clou de girofle et la cannelle jusqu'à obtenir une poudre fine. Mélangez au talc. Parfumez vos aisselles de cette poudre avec un pinceau blush.

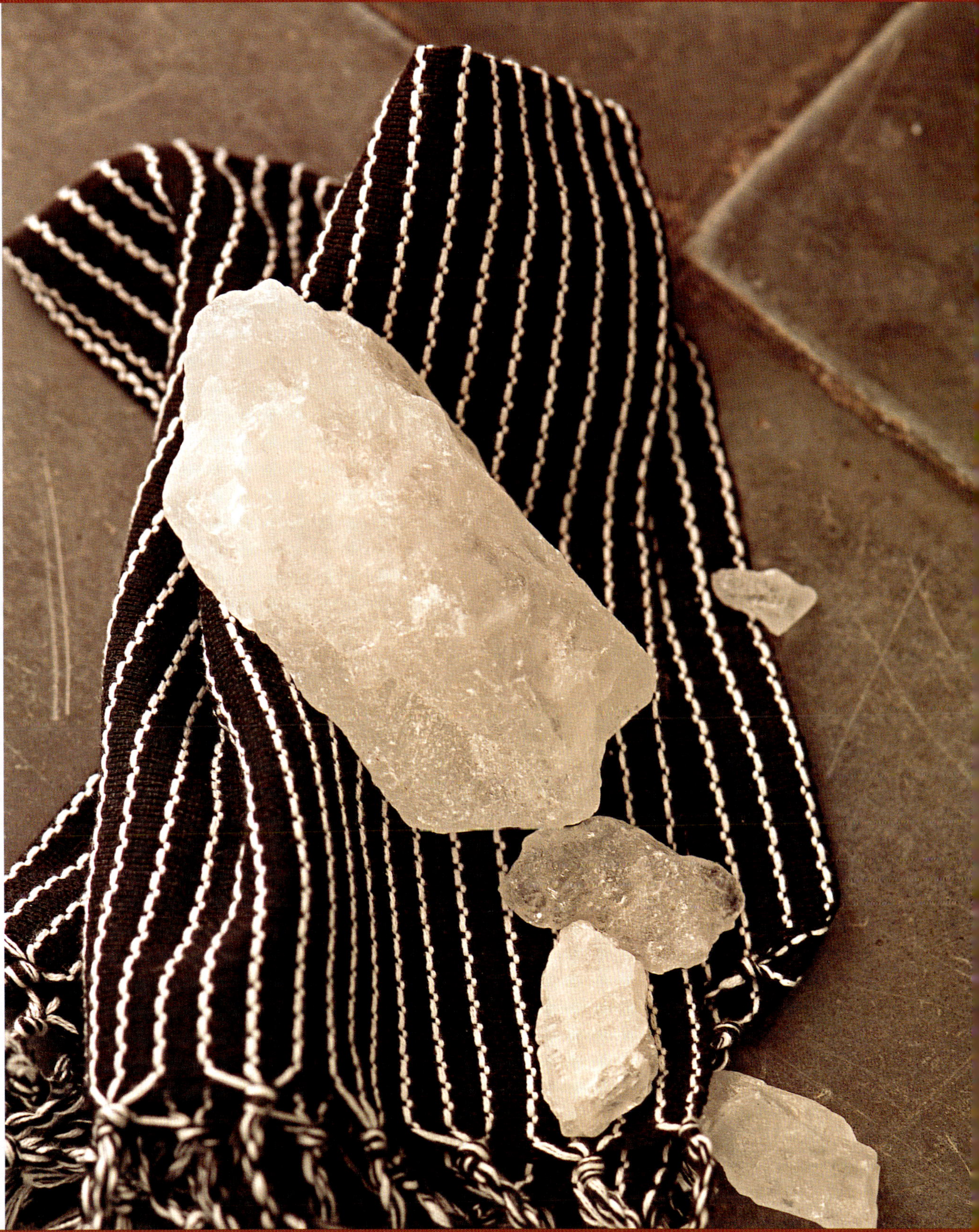

L'ÉCORCE DE GRENADE POUR UNE BOUCHE PULPEUSE ET SAINE

Fruit pulpeux et charnu, la grenade symbolise dans le monde oriental la féminité. Pour les Berbères, elle apporte la baraka, la chance. La grenade est aussi réputée pour son goût rafraîchissant et ses vertus thérapeutiques. Le sirop de grenadine dont les enfants raffolent ne contient malheureusement plus beaucoup de véritable grenadine, pourtant excellente pour l'estomac et le cœur. Elle désaltère et rétablit la digestion. L'utilisation de l'écorce de grenadier est ancienne, les Egyptiens s'en servaient pour éloigner les parasites.

Astringente, l'écorce de grenade peut-être utilisée pour les lèvres qu'elle « pince » en leur donnant une couleur plus vive. Associée au piment que l'industrie pharmaceutique commence à utiliser, elle repulpe la bouche en réchauffant les muqueuses.

Baume repulpeur pour les lèvres

INGRÉDIENTS

- 1 petite poignée d'écorce de grenade
- La moitié d'un petit piment rouge
- 2 cuillerées à soupe de cire d'abeille
- 2 cuillerées à café d'huile de cumin noir (ou d'argan)

Faites une infusion d'écorce de grenade et de piment et laissez fondre, à part, la cire d'abeille et l'huile. Passez l'infusion et ajoutez-la à la cire jusqu'à obtenir une pâte légère. Vous pourrez conserver ce baume trois mois au réfrigérateur. Eviter de vous toucher les yeux avec cette préparation !

Bain de bouche pour des gencives saines

Réalisez une décoction de 25 g d'écorce de grenade dans un demi-litre d'eau. Filtrez et laissez refroidir. Gargarisez-vous avec quelques minutes.

L'AMBRE GRIS, LE MUSC, LE JASMIN... LES PARFUMS DES MILLE ET UNE NUITS

Bien que l'on ne sache pas à quelle civilisation revient le mérite de l'élaboration et du mélange des parfums, on sait avec certitude que les Arabes les utilisaient en quantité sous la forme d'encens, d'huiles, d'essences. Certains parfums d'origine animale aux notes sensuelles étaient très recherchés pour leurs vertus médicales et aphrodisiaques. Cette abondance fit écrire à Hérodote (Vᵉ siècle avant J.-C.), célèbre historien grec considéré comme le père de l'Histoire : « De l'Arabie entière exhale une odeur divinement suave. » Les contes des *Mille et Une Nuits* conservent cette image de parfums exquis où les femmes se pavanent, vêtues de robes parfumées de safran, de carthame, d'ambre, de musc et de santal. Pour le prophète Mahomet, le parfum revêtait une importance cruciale et il le mettait au même rang que l'amour pour les femmes et la prière. Les épouses de roi ou de calife de Bagdad au IXᵉ et Xᵉ siècles se paraient de colliers en or, de camphre et d'ambre. Elles répandirent l'usage féminin du parfum que finiront par adopter toutes les grandes dames d'Europe.

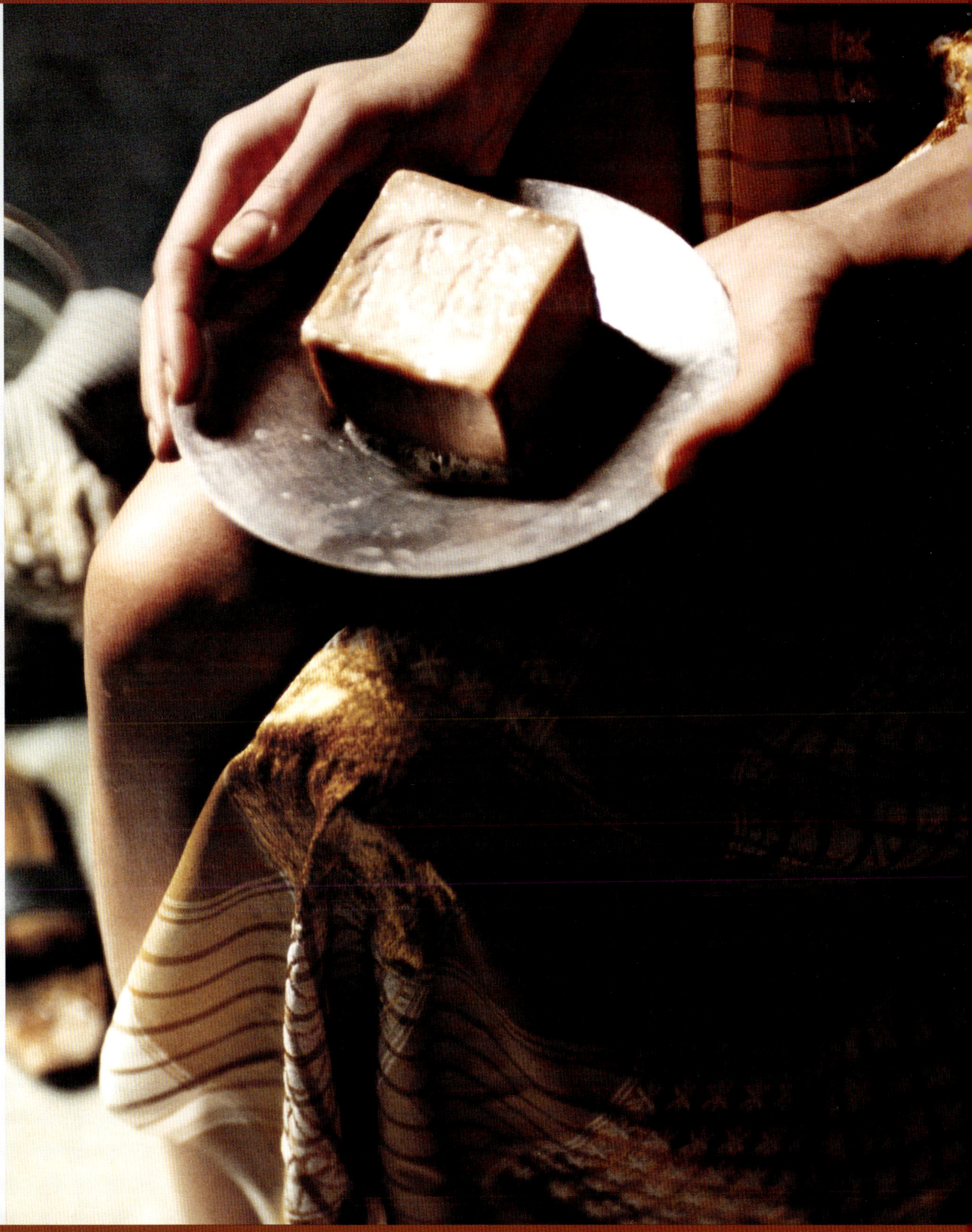

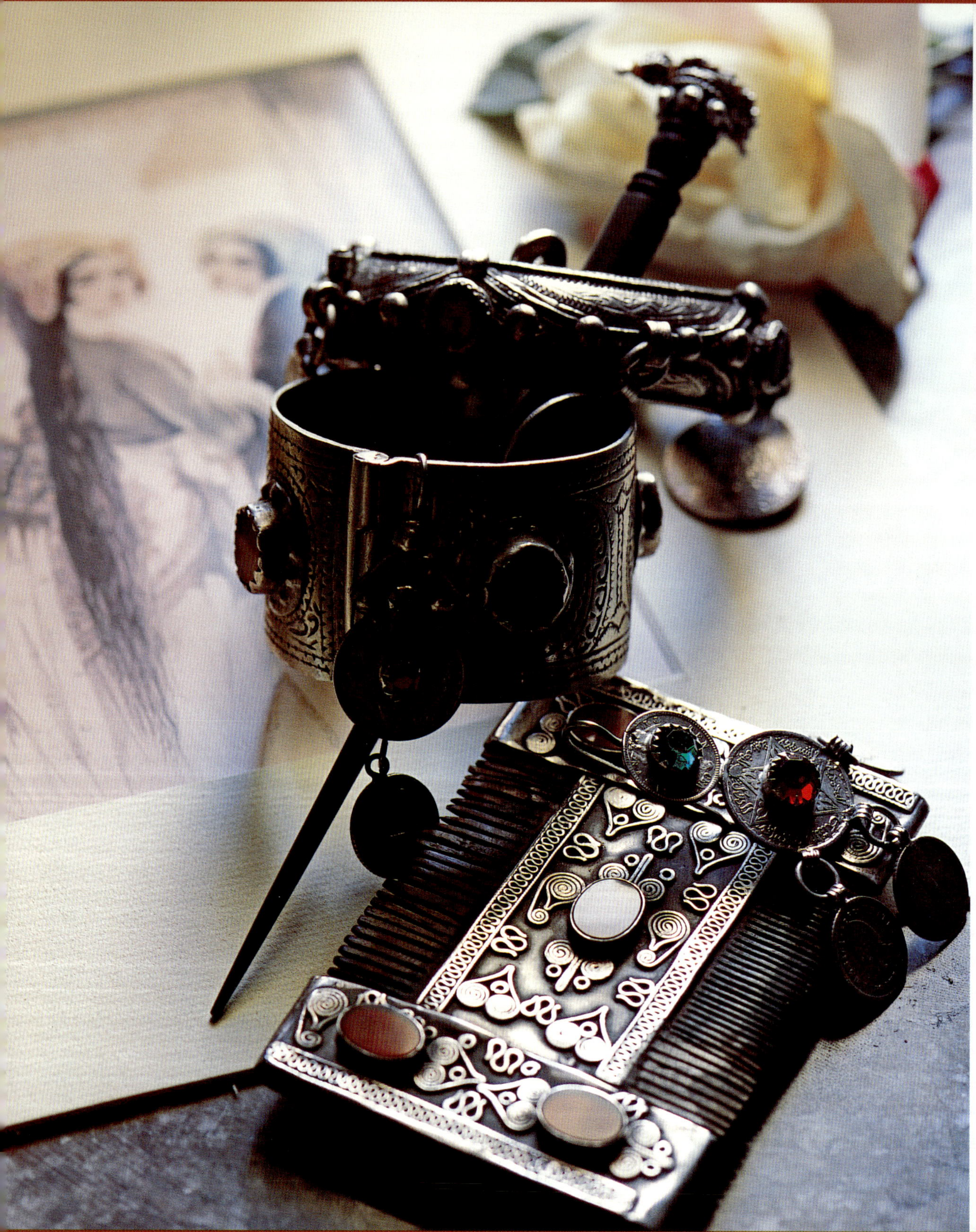

Le musc à fleur de peau

Aujourd'hui, il est rare de trouver du véritable musc, une sécrétion du chevrotin. On trouve plutôt des graines de musc ambrette qui imite le véritable musc sous la forme de rectangle jaune. Frottez-en sur le corps et sur vos vêtements : le parfum est boisé.

L'ambre gris, la chaleur et le réconfort de l'Orient

Ne le confondez pas avec l'ambre jaune, une résine utilisée en bijouterie. L'ambre gris est une sécrétion du cachalot qu'on trouve sur le littoral méditerranéen et asiatique. Son prix est extrêmement élevé. On le rencontre dans de nombreux parfums, mais il s'agit d'un produit de synthèse.

Le jasmin, la touche finale

Le jasmin est une jolie fleur blanche de forme étoilée très utilisée en Tunisie. Son arôme est excitant et sensuel. Mélangez une goutte d'huile essentielle de jasmin à une noisette de crème hydratante et déposez au creux de l'oreille et du cou.

Bijoux parfumés

Dans le sud de l'Algérie, des parfums sous forme solide étaient fabriqués à partir de musc ambrette et de civette agrémentés de poudre de clous de girofle, de patchouli, de pétales de rose séchées, de nard, de blanc d'œuf et de dattes. On transformait les blocs en colliers ou en boucles d'oreille, ou plus simplement on conservait chez soi des morceaux que les femmes frottaient sous les aisselles et entre les seins.

Coussins parfumés

Au Moyen-Orient, les coussins destinés aux fauteuils des invités sont rembourrés de pétales de roses séchées, de basilic citronné, de menthe séchée et de clous de girofle concassés. L'arôme qui se dégage flatte les narines et rend de bonne humeur.

CHARMES ET ENVOÛTEMENTS POUR PLAIRE ET RENCONTRER L'AMOUR

Dans les pays du Maghreb et l'ensemble des peuples musulmans et juifs, le corps et les yeux dégagent une force et il est possible, par un simple regard, d'apporter la chance ou le malheur. Un regard bienveillant porte bonheur et rend beau. Un regard envieux ou jaloux jette le « mauvais œil ». Pour se protéger de ces individus dangereux et attirer à soi la beauté et la chance, les Arabes portent autour du cou une main de Fatma (ou Khamsa), un symbole de la protection. Un rituel très répandu consiste aussi à faire tourner une pierre d'alun sept fois autour de soi ou d'autrui et à la jeter ensuite sur des charbons ardents. La présence d'une grosse bulle de la forme d'un globe oculaire dans la pierre révèle un maléfice. Pour écarter définitivement le mauvais œil, il faut refroidir la pierre dans l'eau puis l'écraser sous son talon.

Tous les Orientaux sont éduqués dans la croyance de forces occultes, de sortilèges et de djinns. S'il faut se protéger des actes sorciers de personnes malintentionnées, il est aussi possible de donner un petit coup de pouce à son destin quand l'amour tarde à venir. Ainsi, les femmes qui veulent rencontrer l'amour porteront sur elles un collier de coquillages ou de clous de girofle. Pour trouver le mari idéal ou devenir attirante, aucun geste, aucun talisman n'est inutile. Le monde arabe regorge de formules incantatoires qui sont transmises de mère en fille depuis des siècles.

Rituel magique pour trouver l'homme de sa vie

Les anciennes sorcières d'Ispahan ont élaboré un rituel de magie qu'elles destinaient aux femmes qui voulaient se marier. Il s'agissait de briser douze noix en affirmant : « Mon mortier réclame un pilon : minaret à base d'airain ! Je parle : ne te fâche pas. Je désire un mari tout prêt. »

Sortilège amoureux

Ce rituel persan sert à attirer à soi l'homme dont une femme est éprise. Allumez un charbon d'encens et jetez-y de la *sarghina* (sagine en français), de la myrrhe ou de l'alun en affirmant : « Encens ! Conduis-le vers moi. Rends-le brûlant et aimable. Dirige vers moi son visage. Et tourne son dos vers les autres. »

Incantation pour faire grossir ses seins

Une incantation ancienne est formulée par les femmes orientales qui veulent faire grossir leurs seins. Elles se munissent d'une fève, la gardent dans la main droite la passent sept fois autour de chaque sein et la jettent finalement dans un puits en prononçant ces paroles : « Cette fève ne gonflera pas sans que mes seins ne se gonflent. »

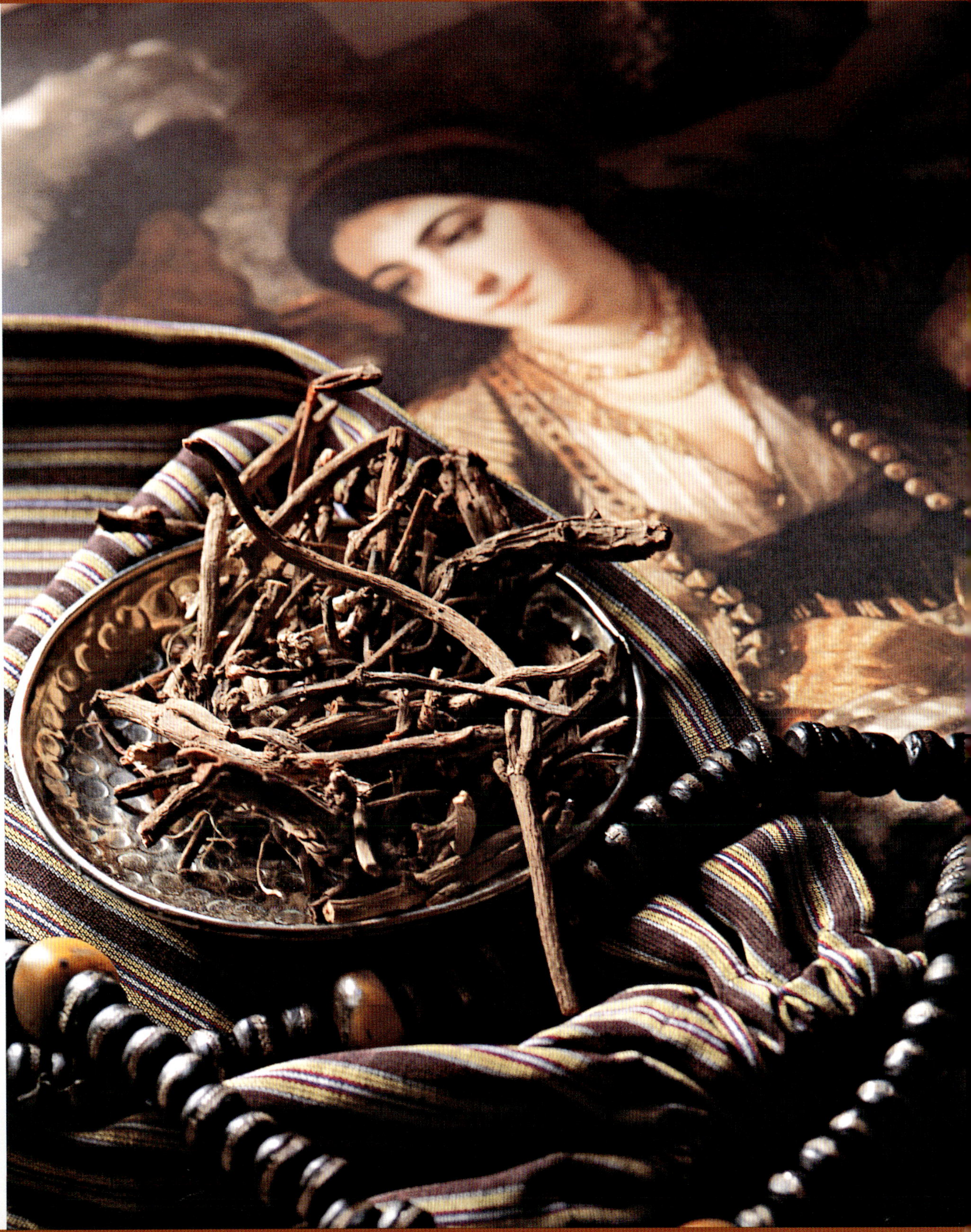

Secrets de jeunesse

Soins des cheveux, soins du visage, soins des mains et pieds, hydratation, protection de la peau...

Au pays de Sumer comme en Assyrie ou dans l'Egypte des pharaons, d'extraordinaires aromates, élixirs, huiles, techniques de purification et onguents exultent les sens, illuminent la peau, lustrent les cheveux. Dorloté et aimé, le corps oriental évolue dans un univers de sensualité et il retrouve une seconde jeunesse.

Secrets de jeunesse

ARGAN, L'HUILE RARE

Pendant des siècles, les femmes berbères de l'Atlas ont jalousement gardé les secrets de l'huile d'argan. Ses vertus nourrissantes, hydratantes et régénératrices font d'elle un soin cosmétique exceptionnel. L'huile d'argan tire son nom de l'arbre dont elle est extraite, l'arganier. Cet arbre marocain, qui vit près de 200 ans, pousse uniquement sur les terres arides du Haut Atlas, dans le sud-ouest du pays. Les fruits de l'arganier ressemblent à de petites prunes. Après la cueillette entre juin et août, les femmes marocaines écrasent les fruits mûrs de façon à séparer la pulpe des noyaux. Une fois brisés, les noyaux livrent leurs précieuses amandes, les amandons. Moulus et pressés, on en extrait une huile.

Cette huile au délicieux goût de noisette est parée d'une jolie couleur d'or. Sa haute teneur en vitamine E et en acides gras essentiels lui confère d'étonnantes qualités diététiques et nutritives. Il existe deux sortes d'huile : l'huile alimentaire et l'huile cosmétique. L'huile alimentaire se déguste nature avec un peu de pain, en salade (sans vinaigre de préférence) ou à jeun au réveil. Tous les enfants de la région d'Essaouira se régalent d'*amlou*, une pâte à tartiner composée d'amandes, de miel et d'huile d'argan, qui leur donne de l'énergie avant de démarrer leur journée.

L'huile cosmétique est utilisée soit seule, soit associée à d'autres éléments nutritifs. Elle est particulièrement conseillée pour les peaux sèches ou très sèches, le soin des cheveux et des ongles.

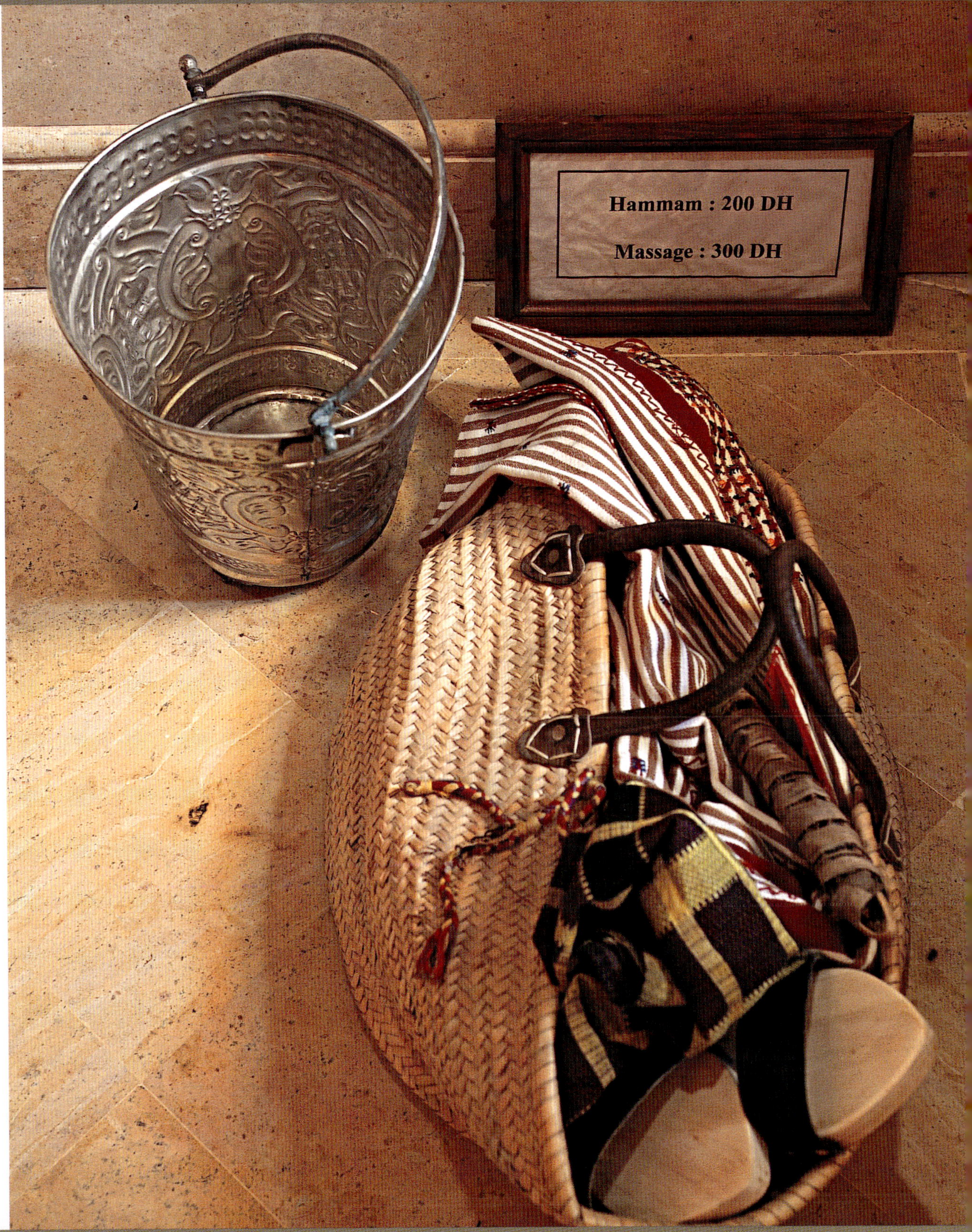
Hammam : 200 DH
Massage : 300 DH

Lissage naturel à l'huile d'argan

Pour assouplir des cheveux frisés ou secs, régénérer en profondeur les cheveux fragilisés, appliquez l'huile d'argan en petite quantité sur des cheveux lavés et mouillés sur toute la longueur. Coiffez les cheveux de préférence avec une brosse en poil de sanglier pour répartir l'huile sur toute la chevelure. Enveloppez les cheveux dans une serviette sèche en coton ou sous un chapeau. Conservez une heure. Ce traitement redonnera brillance, souplesse et luminosité à votre chevelure.

Pour fortifier les ongles

Pour fortifier les ongles mous et cassants, mélangez à part égale du jus de citron et de l'huile d'argan. Laissez les doigts tremper une quinzaine de minutes.

Huile bronzante

Pour un bronzage intense, les peaux mates peuvent utiliser une part d'huile d'argan et une part d'huile d'olive en massage avant une exposition au soleil.

Gommage exfoliant pour le corps

INGRÉDIENTS

- 2 cuillerées à soupe d'huile d'argan
- 2 cuillerées à soupe de gros sel marin
- 1 g de cannelle
- 1 g de zeste d'orange séché

Mélangez les différents ingrédients. Sous la douche, mouillez-vous le corps et réalisez un gommage durant dix bonnes minutes en insistant sur les zones rugueuses.

L'OLIVIER AUX MILLE VERTUS

La culture de l'olivier remonte à 3 000 ans avant J.-C. en Palestine et en Syrie. Les bergers de la Kabylie savent depuis leur plus jeune âge comment soigner leurs blessures seuls dans les montagnes. Il leur suffit d'une feuille d'olivier sauvage qu'ils appliquent en cataplasme après l'avoir mâchée. Antiseptique, la feuille de l'olivier sauvage va désinfecter la plaie. Elle est également utilisée dans l'industrie cosmétique pour son action tonique cutanée, car ses actifs améliorent la circulation sanguine.

Savoureuse, l'huile d'olive constitue elle un apport formidable pour l'alimentation, la santé et les soins de beauté. Avec l'huile d'argan, elle possède la plus haute teneur en graisses monoinsaturées. Nourries à l'huile d'olive, les peaux sèches retrouvent rapidement confort, éclat, douceur et vitalité. Dans tout le Maghreb, les femmes font reposer toute la nuit sur leur visage et leur poitrine un voile d'huile d'olive qui rend la peau plus ferme et lui redonne son élasticité.

Gommage olive et citron

Pour une exfoliation tout en douceur, appliquez une fine couche d'huile d'olive sur votre visage et votre cou. Trempez vos doigts dans de l'eau chaude et tamponnez la peau avec. Pressez un citron frais et étalez une couche du jus obtenu par-dessus l'huile. Avant que ce soit complètement sec, frottez votre peau en effectuant de petits mouvements circulaires. De minuscules billes vont se détacher, supprimant ainsi toutes vos peaux mortes. Rincez à l'eau tiède. Votre peau est vibrante et lumineuse.

Soin anti-taches de vieillesse pour le visage et les mains

Faites macérer 30 g de sabline rouge dans 3 cuillerées à soupe d'huile d'olive et appliquez sur le visage et les mains chaque soir. Complétez ce soin par un nettoyage matin et soir avec une infusion très efficace de persil (une cuillerée à soupe de persil haché dans 300 ml d'eau bouillante durant vingt minutes). Filtrez et laissez refroidir. Ajoutez un jus de citron et conservez au frais.

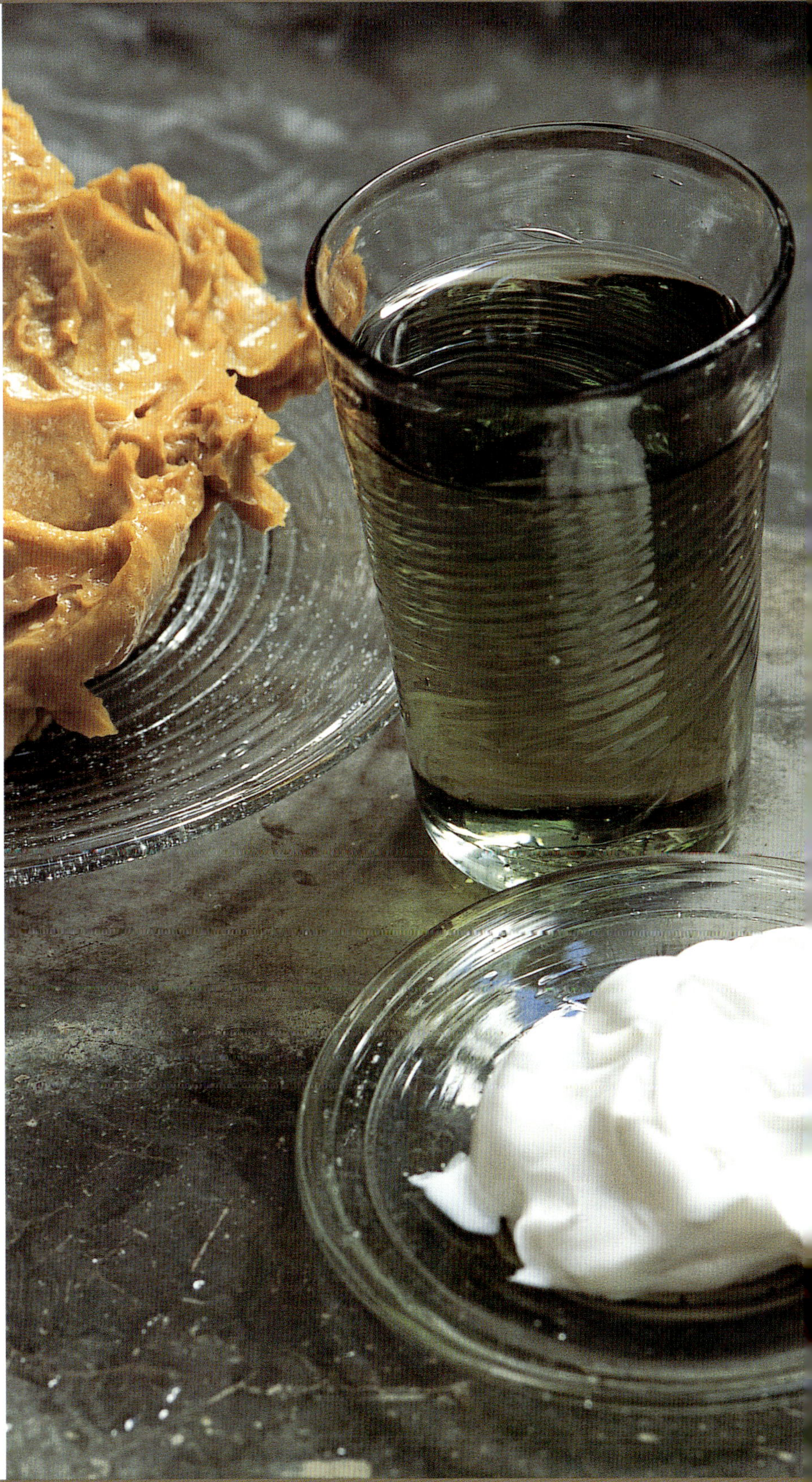

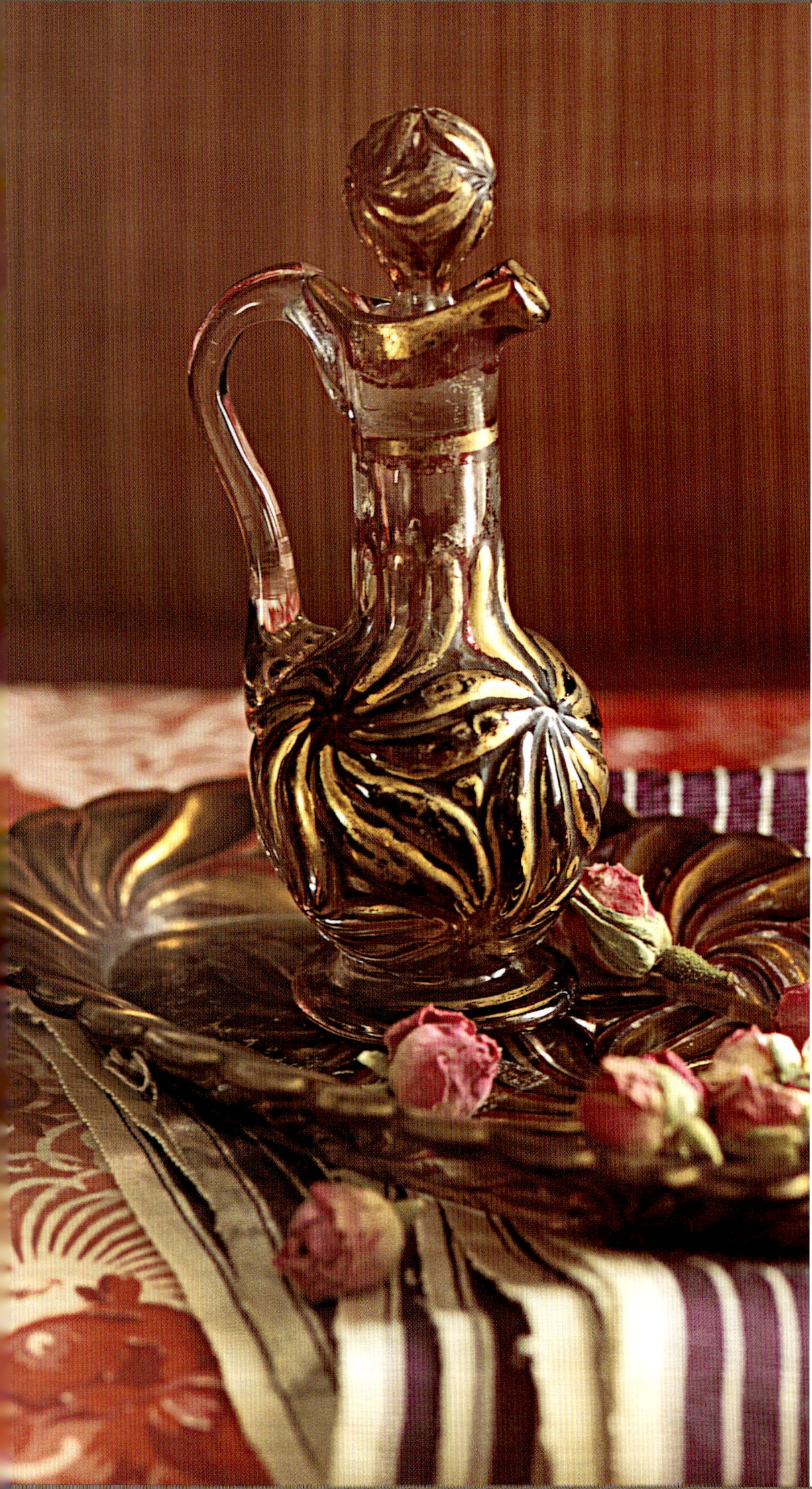

LA ROSE, LA REINE DES FLEURS À VOTRE SERVICE

On raconte que les rois de Perse, amoureux des roses, ordonnaient que l'on retire tous les parfums à la saison des roses. Cette fleur est partout le symbole de la beauté et de l'amour. La fleur la plus odorante, la plus romantique et la plus envoûtante au monde se décline en essence et en eau. Connus pour leur accueil légendaire, les Marocains souhaitent la bienvenue à leurs invités en les aspergeant d'eau de rose. En Afrique du Nord, les intérieurs sont fréquemment parfumés de pétales et de boutons de rose.

Astringente, régénératrice et cicatrisante, l'eau et l'huile essentielle de rose (dite aussi essence de rose) sont utilisées par toutes les femmes orientales et conviennent à tous les types de peau, plus particulièrement pour les peaux matures, sensibles ou abîmées. L'eau de rose aide à rétablir l'équilibre et un niveau d'hydratation optimal. Les rides tendent à disparaître. En resserrant les petits vaisseaux sanguins, elle est très utile pour réduire les rougeurs, notamment les couperoses.

Lotion quotidienne éclat du teint à la rose

L'eau de rose est considérée comme un excellent tonique. Elle peut servir d'anticernes en compresse. Si vous avez la peau qui a tendance à briller, confectionnez une lotion comme en Perse ancienne, en mélangeant trois parts d'eau de rose à une part de jus d'orange amère ou de citron.

Bain à la rose de Damas

Prenez votre bain dans une eau recouverte de pétales de roses de Damas fraîches. Votre peau retrouvera une seconde jeunesse, elle sera plus souple et plus douce, et en prime délicatement parfumée.

Masque jeunesse à la fraise et à l'eau de rose

Si vous rêvez de retrouver une peau souple, lissée et rosée comme à l'adolescence, essayez cette recette perse qui fait des merveilles contre les rides. Après avoir monté un blanc d'œuf en neige et écrasé cinq fraises pulpeuses, mélangez à deux cuillerées à soupe d'eau de rose. Appliquez soigneusement sur le cou et le visage, laissez sécher et rincez à l'eau ou, pour les perfectionnistes, avec une infusion de persil ou de pastèque.

Soin matité visage

INGRÉDIENTS

- 2 cuillerées à soupe de son de blé en poudre
- 2 cuillerées à soupe d'eau de rose

Diluez le son de blé dans un peu d'eau de façon à obtenir une pâte et complétez avec l'eau de rose. Appliquez comme un masque et laissez sur le visage vingt minutes avant de rincer.

L'EAU DE FLEUR D'ORANGER, L'ÉLIXIR DE LA SÉRENITÉ

Les Maghrébins associent au bigaradier une telle douceur que l'eau de fleur d'oranger sert à aromatiser le lait des nouveau-nés et à faire leur toilette. Le bigaradier est un petit arbre cultivé depuis le XIIIe siècle dans tout le bassin méditerranéen qui produit des oranges petites et amères. Ses fleurs donnent l'huile essentielle de néroli et la célèbre eau de fleur d'oranger.

Dans le Maghreb, l'eau de fleur d'oranger sert en général à aromatiser divers plats, desserts et boissons. On en vaporise également le salon à la fin d'un repas et on se lave les mains avec.

Présente à toutes les cérémonies religieuses, elle apporte la chance. Antibactérienne, antifongique, hydratante et apaisante, l'eau de fleur d'oranger est très efficace pour se rafraîchir à toute heure de la journée, apaiser les peaux irritées et préparer au sommeil…

Pot-pourri à la fleur d'oranger

Incorporez dans un carré de mousseline ou un sachet de tulle un mélange de fleurs d'oranger amer séchées, de poudre d'iris (une cuillerée à café) et d'huile essentielle de néroli. Fermez-le en nouant et placez-le dans la chambre des enfants pour qu'ils passent de douces nuits.

Confiture aux fleurs de bigaradier

Aux premiers jours du printemps, les Algériens préparaient en famille une confiture à base des jolies fleurs blanches de l'oranger amer pour célébrer le changement de saison. En plus d'être délicieuse, cette confiture purifie et régénère de l'intérieur.

INGRÉDIENTS

- Un bol de pétales de fleurs de bigaradier
- Un bol de sucre en poudre
- Un bol d'eau
- Un jus de citron pressé
- Un citron pelé et coupé en rondelles

Faites chauffer à feu doux l'eau et le sucre jusqu'à obtenir un sirop épais. A part, préparez une décoction des pétales de fleurs de bigaradier et des tranches de citron que vous laisserez bouillir dix minutes. Versez ce jus filtré dans le sirop refroidi et laissez macérer toute la nuit. Ajoutez dès le lendemain le jus d'un citron pressé.

LA VIGNE, SES FEUILLES ET SES FRUITS : REMÈDE DE JOUVENCE

Pour favoriser la croissance de leurs cheveux, les femmes kabyles se lavaient la tête avec la toute première eau de pluie du printemps qu'elles nommaient « eau de nizan » et nourrissaient les racines avec les « larmes de la vigne », de fines gouttes de sève qu'exsudent les sarments de vigne fraîchement coupés. Elles en oignaient également leur peau pour embellir leur teint.

On sait aujourd'hui que les feuilles de vigne, le raisin et ses pépins renferment des antioxydants très puissants, notamment le resvératrol et les oligo-proanthocyanidines, qui luttent contre le vieillissement, et la viniférine qui stimule la production de collagène.
La vigne rouge et l'huile de pépins de raisin sont aussi de bons toniques veineux qui soulagent les jambes lourdes.

Sachet d'herbes pour le bain

INGRÉDIENTS

- 10 g de feuilles de vigne séchées
- 10 g de feuilles de bigaradier séchées
- 10 g de pétales de rose séchés
- 10 g de feuilles de menthe

Incorporez ces herbes dans un petit sachet de mousseline que vous glisserez dans la baignoire alors qu'elle se remplit d'eau. Pendant le bain, tamponnez-vous le corps avec le sachet.

Sérum anti-taches de rousseur au raisin blanc

INGRÉDIENTS

- 500 g de raisins blancs
- Eau de rose

Ouvrez les raisins et retirez les grains. Faites fermenter les raisins quarante jours dans une jarre hermétiquement close. Une mousse se constituera. Recueillez-la et ajoutez quatre cuillerées à soupe d'eau de rose. Appliquez le sérum à l'aide d'un tampon sur les taches de rousseur. A conservez au frais. Au bout de quelques semaines, les taches s'atténuent.

Eau nettoyante aux coquillages nacrés

Pour conserver leur teint clair et pur, signe de beauté, les femmes berbères ont découvert l'étonnant pouvoir des coquillages nacrés et du raisin. Elles font macérer deux coquillages nacrés très propres dans un mélange d'eau et de jus de citron pressé. Deux jours après, elles ajoutent quelques gouttes d'un jus de raisin blanc et obtiennent ainsi une eau avec laquelle elles nettoient leur peau. Idéal pour lespeaux à problèmes et pour les femmes qui veulent éclaircir leur teint.

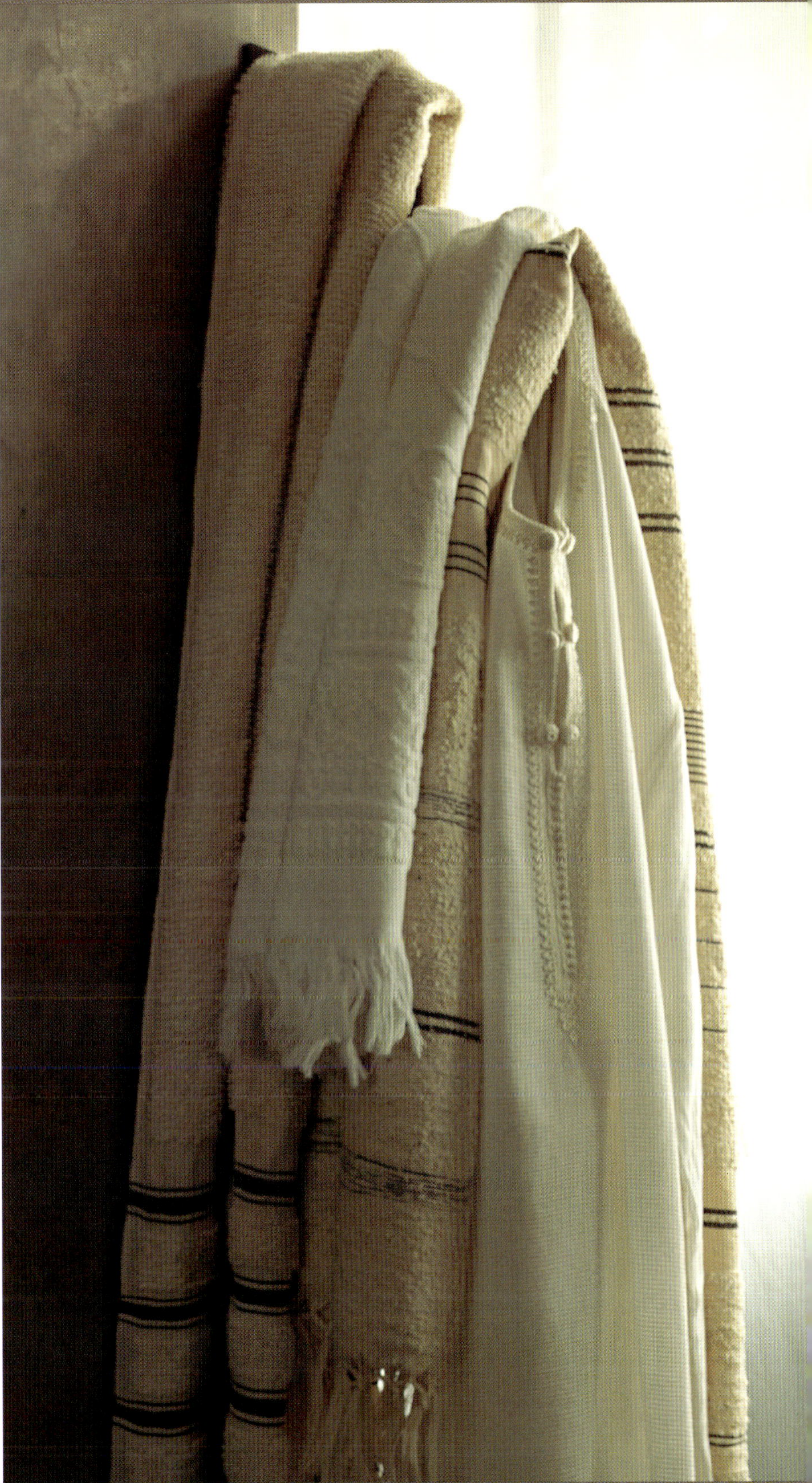

LA FIGUE, LE FRUIT DE L'ÉTERNELLE JEUNESSE

Avec la datte, l'olive, le raisin, la pastèque et le melon, la figue est le fruit le plus important de l'alimentation des pays du bassin méditerranéen. On la consomme séchée ou fraîche. Chez les Kabyles, la figue séchée, *tivekhsissin*, porte le même nom que les testicules. La connotation érotique qui lui est associée est très forte.

La présence de polyphénols, nombreux dans les variétés de figues à pulpe colorée, permet de lutter efficacement contre l'action des radicaux libres, responsables du vieillissement. Leurs substances anthocyaniques renforcent la santé des petits vaisseaux sanguins, leurs vitamines B et C ainsi que ses minéraux, potassium, calcium, phosphore, magnésium nourrissent et réparent la peau et les cheveux.

Comme les hommes et femmes kabyles, vous pouvez, pour entretenir votre jeunesse, déguster chaque matin à jeun une figue fraîchement cueillie ou vous confectionner un soin bonne mine à la pulpe de figue.

Soin bonne mine à la pulpe de figue violette

Passez au mixeur la pulpe de figue et recouvrez votre visage avec. Laissez reposer quinze minutes puis rincez.

Elixir pour cheveux secs

Cette recette juive marocaine est très simple. Battez deux jaunes d'œufs avec un verre d'alcool de figue (*mahiya*) et massez avec ce mélange les cheveux mouillés. Rincez-les au bout de vingt minutes.

LE MELON, HYDRATANT ET APAISANT

Originaire du désert d'Iran, cultivé en Egypte au Vᵉ siècle avant J.-C., le melon est un fruit à la chair blanche, orangée ou jaune dont les Orientaux raffolent pour son parfum, sa saveur inimitable et ses vertus désaltérantes. Il en existe des dizaines d'espèces. Dans la pharmacopée traditionnelle, on utilise le melon pour ses fibres, laxatives, sa provitamine A (carotène) et sa vitamine C qui lui confèrent des qualités antioxydantes, cicatrisantes et calmantes. Il se révèle particulièrement efficace pour hydrater les peaux asséchées par la pollution ou les intempéries, et apaiser les peaux abîmées par le soleil. Les Tunisiennes confectionnent un masque hydratant pour le visage à partir de la pulpe d'un melon d'Espagne qu'elles rincent après l'avoir laissé sécher.

Crème apaisante après-soleil au melon jaune

INGRÉDIENTS

- 2 cuillerées à soupe de lait
- 1 cuillerée à soupe de melon jaune
- 1 cuillerée à café d'huile d'amande douce

En cas de léger coup de soleil, mixez la pulpe de melon avec le lait et l'huile d'amande douce et laissez agir vingt minutes.

Lotion quotidienne pour peau sèche

Si vous avez une peau déshydratée, concoctez-vous cette recette ancienne qui nous vient de Perse. Mélangez trois parts d'eau ou de lait à une part de jus de melon frais. Appliquez à l'aide d'un coton sur le visage.

LE VINAIGRE DE FIGUE DE BARBARIE, UN ALLIÉ MINCEUR

Le figuier de Barbarie, un cactus qui pousse partout où il fait chaud et sec, produit un fruit à la chair juteuse et parfumée qui se consomme nature ou arrosée d'un filet de citron. Le cactus de Barbarie possède deux incroyables particularités : il évacue la pollution et il capte l'eau quel que soit l'endroit où elle se trouve.

Les femmes du Maghreb font usage d'un vinaigre doux de figue de Barbarie pour laver leurs cheveux. Débarrassés de la poussière et des polluants, les cheveux sont lustrés. Elles utilisent également ce vinaigre pour gommer les vergetures. Le vinaigre aide l'organisme à brûler les graisses et à éliminer.

Massage anti-peau d'orange

INGRÉDIENTS

- 3 cuillerées à soupe de vinaigre de figue de Barbarie
- 3 cuillerées à soupe d'huile de figue de Barbarie (ou d'huile d'amande douce)
- Zeste de citron jaune

Mélangez vigoureusement le vinaigre et l'huile et un zeste de citron. Appliquez deux fois par jour sur les zones à cellulite en pétrissant la peau, en hachant et en réalisant des percussions en cuillère. Evitez de vous pincer la peau !

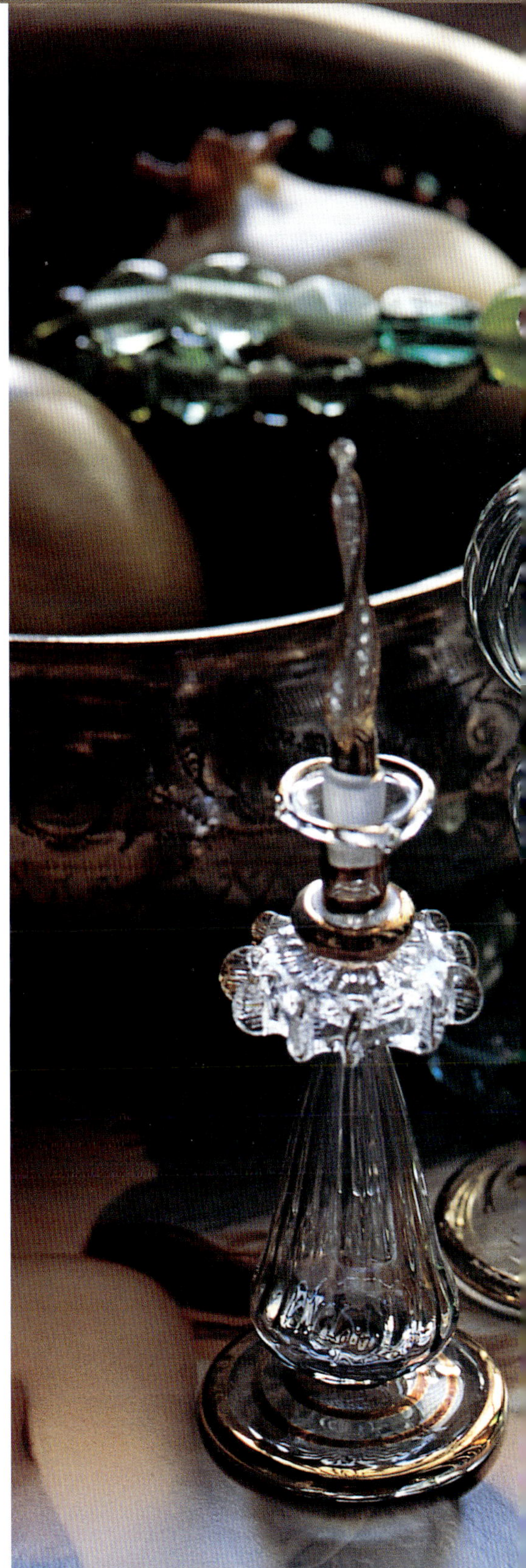

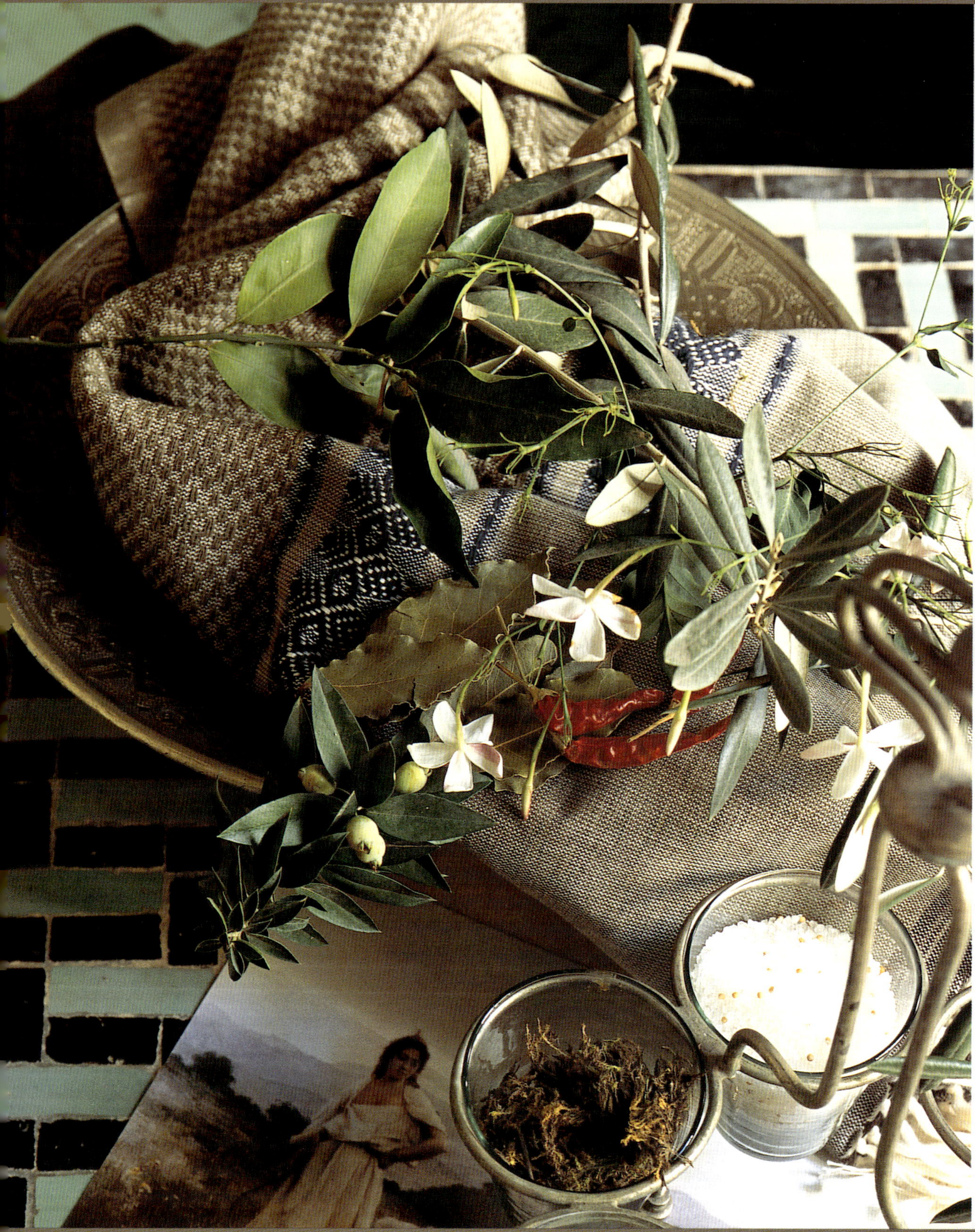

LE MYRTE, L'ANGE GARDIEN DES PEAUX MATURES

La légende veut qu'Adam soit tombé du paradis avec trois végétaux : un épi de blé, la première nourriture, la datte, le premier fruit, et le myrte, la première fleur.
Cultivé en Tunisie, au Maroc et en Turquie, le myrte fournit une huile essentielle complexe qu'on extrait de ses petites feuilles vert foncé.
Peu après le Moyen Age, une macération des branches rouges et des fleurs blanches du myrte a donné naissance à l'« eau des anges », une lotion douce, fraîche, astringente et tonique, idéale pour les peaux matures.

Huile antirides au myrte

Une goutte d'huile essentielle de myrte vert dans un peu d'huile de figue de Barbarie ou d'huile d'argan constitue un excellent soin pour lisser les rides prononcées. Faites-le pénétrer dans la peau en insistant sur le front et appuyez comme si vous vouliez effacer vos rides à l'aide de vos doigts.

Bain de bouche au myrte

Préparez une décoction de 5 g de feuilles de myrte, 5 g de feuilles de sauge, 5 g de feuilles de noyer et 5 g de thym dans un litre d'eau et laissez refroidir. Gargarisez-vous avec le soir avant de vous coucher.

L'IRIS, UNE ONDE DE DOUCEUR

L'iris est une plante qui fait partie de la même famille que le crocus. Considéré comme sacré par les Egyptiens, l'iris le plus recherché est l'iris blanc, cultivé principalement au Maroc. On en extrait l'irone, une essence utilisée en parfumerie pour sa délicate senteur de violette.
L'iris combat la sécheresse grâce à son étonnante capacité à retenir l'eau. Il aide ainsi les peaux délicates à préserver une hydratation optimale. La peau reste fraîche, jeune et souple.

Crème de jour hydratante à l'iris

INGRÉDIENTS

- Gel d'aloe vera
- 1/2 cuillerée de poudre d'iris

Malaxez une noisette de gel d'aloès à la poudre d'iris et appliquez sur le visage le matin après la toilette et avant de vous maquiller. L'iris va ralentir la perte en eau de l'épiderme et renforcer son équilibre hydrolipidique.

Huile de nuit pour peaux grasses

INGRÉDIENTS

- 1/2 cuillerée de poudre d'iris
- 1/2 cuillerée d'huile de jojoba

Mélangez le jojoba à l'iris, appliquez sur le visage en faisant pénétrer et conservez toute la nuit.
Contrairement aux soins astringents et matifiants des peaux grasses qui peuvent irriter la peau, l'iris aide les peaux grasses à préserver leur souplesse et leur éclat.

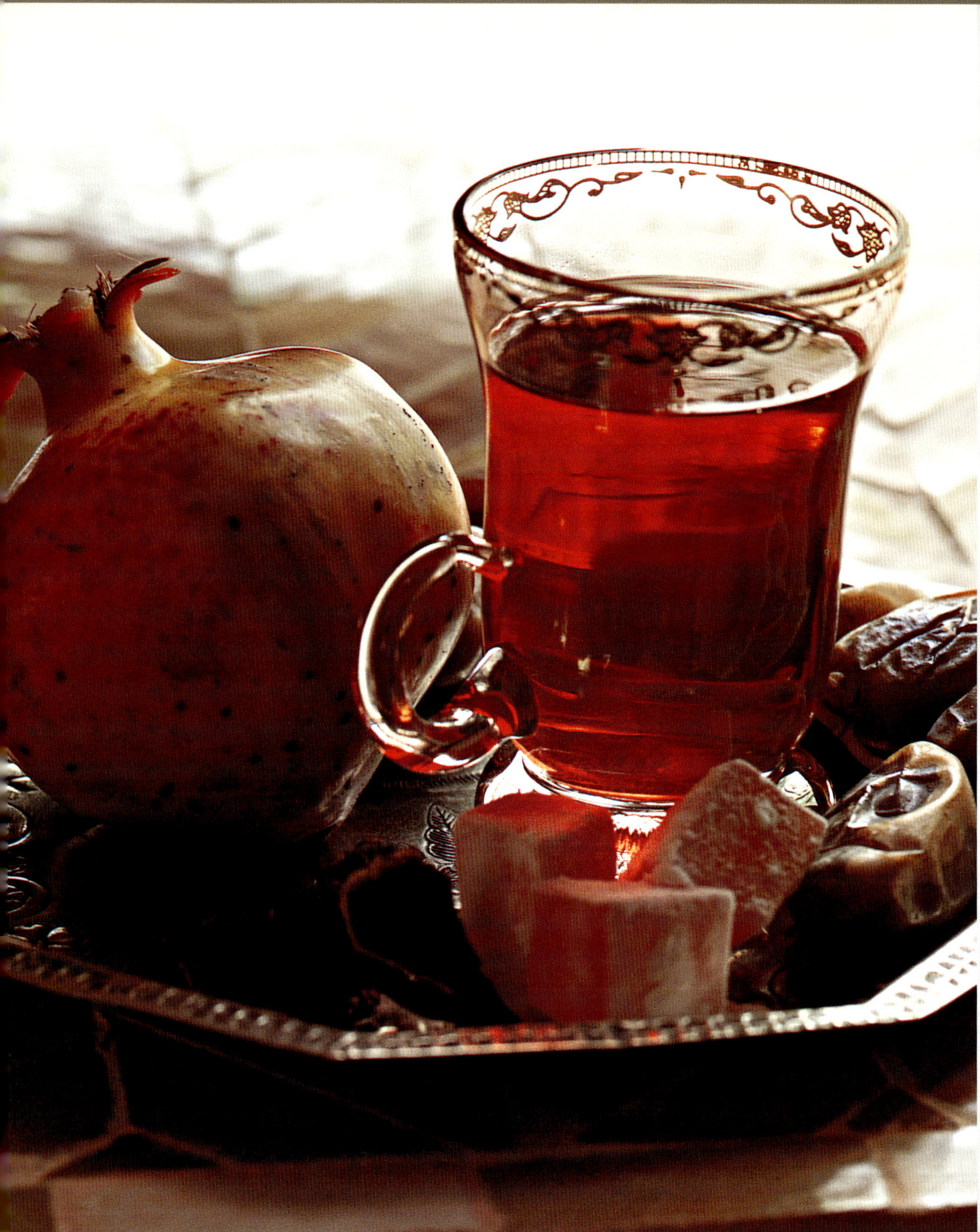

LA DATTE, LE FRUIT NUTRITIF PAR EXCELLENCE

Unique arbre fruitier à survivre dans un climat aussi aride que le désert, le dattier a été au cœur des civilisations sumériennes et babyloniennes. Les Arabes attribuent à ses fruits, les dattes, autant d'usages qu'il y a de jours dans l'année.
La datte peut-être consommée fraîche ou séchée. On fabrique avec les dattes du sucre, du miel, un succédané de café et même de l'alcool. Concentré d'énergie, la datte nourrit, régénère, apaise. Riche en glucose, fructose, saccharose, en vitamines B2, B3, B5, B6, en potassium et calcium, elle est un allié idéal des peaux et cheveux secs et fatigués.

Bain moussant au miel de datte et cèdre du Liban

INGRÉDIENTS

- 5 cuillerées à soupe de bain moussant neutre
- 3 cuillerées à soupe de miel de datte
- 2 cuillerées à soupe d'huile d'argan
- 5 cuillerées à soupe de lait
- 2 cuillerées à soupe d'alcool de figue (*mahiya*)
- 5 gouttes d'huile essentielle de cèdre du Liban
- 5 gouttes d'huile essentielle de bois de santal

Mélangez bien le tout et dispersez dans le bain pour un moment de pure détente. Cette préparation laisse la peau douce et ferme.

Bain pour pieds fatigués

INGRÉDIENTS

- 50 g de clous de girofle
- 10 cuillerées d'huile de datte
- 2 citrons
- 2 litres d'eau

Faites bouillir les clous de girofle dans l'eau. Versez cette décoction dans une bassine contenant l'huile de datte et jetez-y les citrons débarrassés de leur peau et découpés en rondelles. Glissez vos pieds dans l'eau encore chaude pendant dix à trente minutes pour un effet décontractant et assouplissant.

LES GRAINES DE SÉSAME, UNE GOURMANDISE POUR LE CORPS

Ali Baba, dans le célèbre conte des *Mille et Une Nuits* « Ali Baba et les 40 voleurs », rend honneur au sésame auquel les anciens attribuaient des pouvoirs magiques avec la célèbre formule : « Sésame, ouvre-toi ».
D'origine orientale, le sésame est une plante touffue aux feuilles nervurées et aux fleurs en forme de trompette. Un fois parvenues à maturité, ses fleurs libèrent de petites graines ovales et plates. Natures ou grillées, pilées ou entières, ces graines blondes parfument agréablement les plats, les gâteaux et les pains, tout en aiguisant l'appétit. L'huile de sésame est riche en lécithine, un composant qui contient de la vitamine E, un antioxydant, et des phospholipides dont le cerveau raffole. Choline et inositol améliorent l'absorption des graisses, ce qui permet non seulement de protéger le cœur mais aussi de conserver une peau nette. Hérodote rapporte que les Babyloniens oignaient leur peau et leurs cheveux de cette huile purifiante.

Huile pour le corps après le bain

INGRÉDIENTS

- 2 cuillerées à soupe d'huile de coco
- 2 cuillerées à soupe d'huile de sésame
- Huile essentielle de néroli

Chauffez l'huile de coco au bain-marie pour la faire fondre. Mélangez-la à l'huile de sésame et ajoutez deux gouttes d'huile essentielle de néroli. Massez sur tout le corps après le bain ou la douche.

Peeling visage au sésame

Réduisez en poudre une cuillerée à soupe de graines de sésame que vous mélangerez à une cuillerée à soupe d'huile d'olive ou de bourrache. Frottez délicatement le visage avec ce peeling naturel en insistant sur le nez et le front. Rincez.

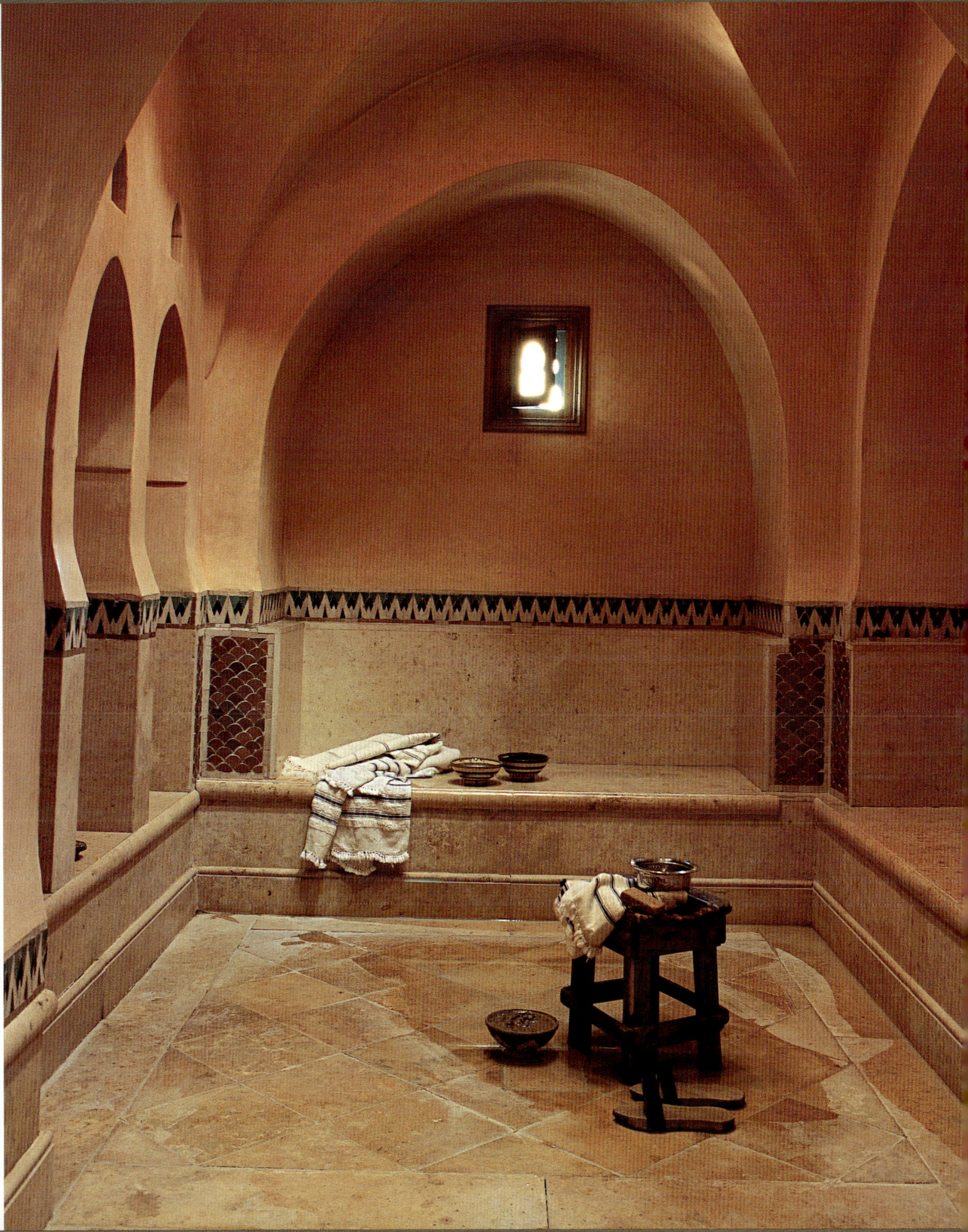

LA BOURRACHE ET SON HUILE QUI RÉGÉNÈRE

Originaire de Syrie, la bourrache est une plante qui donne des fleurs en étoile d'une splendide couleur bleue. Dans de nombreux pays de la Méditerranée, on mange ses fleurs en salade et ses feuilles comme fines herbes dans les soupes et les omelettes. Les Libanais utilisent ses feuilles pour traiter les problèmes de peau comme l'eczéma. Le mot *bourrache* dérive du terme arabe *abou-rach*, qui signifie « père de la sueur ». Sudorifique, la bourrache est également un fantastique antirides. On extrait en effet des graines mûres de la bourrache une huile jaune d'or dont la teneur élevée en acides gras essentiels polyinsaturés et notamment en acide gamma-linolénique lui confère des propriétés hydratantes et réparatrices.

Masque syrien à l'huile de bourrache

Bien qu'un ancien livre de médecine syrienne du IVe siècle recommande contre les rides l'application d'un poumon de chameau sur la peau, il est tout de même plus simple de suivre les recommandations des grands-mères syriennes qui conservent leur jeunesse en mélangeant un jaune d'œuf entier à une cuillerée à café d'huile de bourrache. Une mixture qu'elles laissent une vingtaine de minutes sur le visage avant de rincer à l'eau tiède.

Huile réparatrice nuit

INGRÉDIENTS

- 1 cuillerée à café d'huile de bourrache
- 1 cuillerée à café d'eau de rose

Mélangez et appliquez sur le visage et le cou sur une peau nettoyée avant de vous coucher. Au réveil, la peau est détendue et les ridules ont disparu.

LE LAIT D'ÂNESSE, LE SECRET DE CLÉOPÂTRE

Cléopâtre, célèbre pour son teint resplendissant, devait peut-être sa beauté aux perles qu'elle faisait dissoudre dans du vinaigre et à un bain quotidien au lait d'ânesse. Elle ne fut d'ailleurs pas la seule puisque Néfertiti, Poppée – l'épouse de Néron que trois cents ânesses accompagnaient lors de ses déplacements – ou encore l'impératrice Sissi faisaient de même.

Riche en vitamine A, B, C, E et F, le lait d'ânesse est un lait très proche du lait des femmes. Sa consommation est recommandée aux personnes qui souffrent de stress et de fatigue. En usage externe, le lait d'ânesse raffermit la peau.

Le bain de Cléopâtre

INGRÉDIENTS

- 20 cl de lait d'ânesse
- 1 cuillerée à café de miel
- 1 pincée de safran

Faites chauffer à feu doux dans une casserole et versez dans l'eau chaude d'un bain. Dispersez et savourez ce moment de détente.

Lait tenseur visage et cou

INGRÉDIENTS

- 2 cuillerées à soupe de lait d'ânesse
- 1 jaune d'œuf
- 1 cuillerée à café de miel

Mélangez vigoureusement, appliquez sur le visage et le cou et laissez reposer trente minutes avant de rincer.

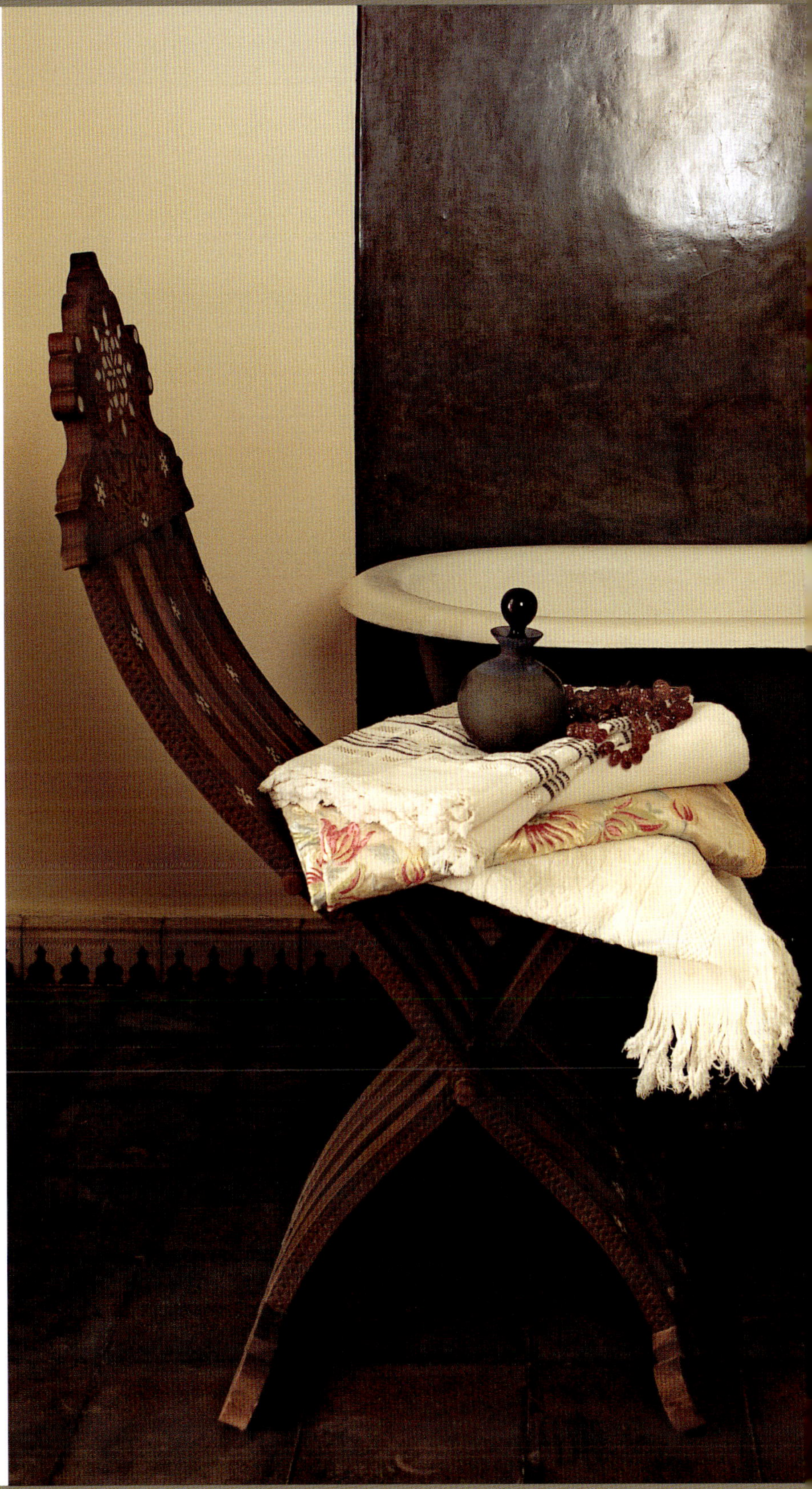

Secrets de vitalité

Massages, cures, tisanes, aphrodisiaques…

Héritière de la médecine indienne et grecque, la médecine arabe nous a légué une multitude de recettes de santé qui redonnent de l'énergie au corps et apaisent l'âme. Les différents peuples d'Orient nous invitent à savourer cocktails et boissons – transformés et adaptés au fil du temps – pour détoxifier et revigorer.

Secrets de vitalité

LES MASSAGES ÉNERGISANTS

Le mot *massage* vient de l'arabe *massah* qui signifie « toucher, palper ». Les premiers textes savants à évoquer ses bienfaits sont des textes chinois qui datent de 3 000 ans avant J.-C. On a retrouvé sur la tombe d'Ankh-mahor, en Egypte, des dessins de 2 200 avant J.-C. qui dépeignent des prêtres effectuant des massages de pieds. Les Orientaux ont toujours accordé une très grande place aux massages. D'une part parce qu'ils connaissent depuis des millénaires leurs bénéfices : amélioration de la circulation sanguine, réduction de la tension artérielle, libération d'endorphines dans le corps procurant une sensation de bien-être… ; d'autre part, parce que le toucher et la tendresse y sont moins tabous qu'en Occident. Les petits-enfants massent leurs grands-parents en signe d'amour, les mamans massent leurs enfants pour les rendre plus forts et les hommes attentifs massent les pieds de leurs épouses…

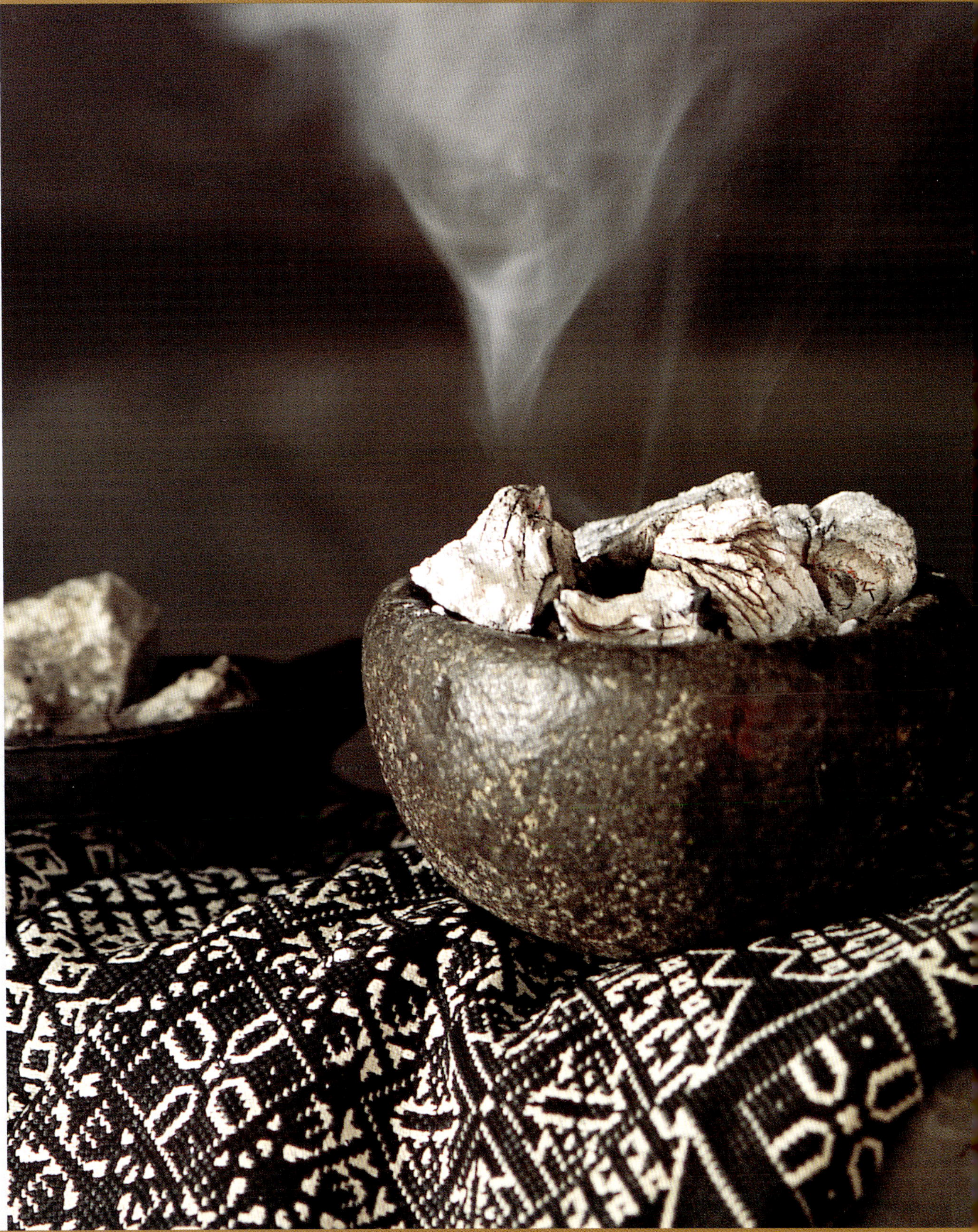

Le massage traditionnel marocain : tonicité

Chauffez un peu d'huile de sésame ou d'argan entre vos mains et commencez par des étirements doux et longs sur tout le corps et progressivement raccourcissez les gestes qui vont devenir des pétrissages et des pressions toniques au fur et à mesure du soin.

Massage des pieds au thé, henné et citron

INGRÉDIENTS

- 1 cuillerée à café ou 1 sachet de thé vert
- 2 cuillerées à soupe de henné
- 1 cuillerée à soupe d'huile d'argan
- 1 jus de citron

Dans une infusion de thé vert, ajoutez le henné, l'huile et autant d'eau et de citron qu'il faut pour obtenir une pâte presque liquide. Massez-vous les pieds avec en veillant à bien masser entre les orteils et les points sensibles de la plante des pieds. Au bout de dix minutes, le corps entier profite de ce massage qui élimine la fatigue.

RECETTES POUR SE RESSOURCER APRÈS LE HAMMAM

Thé au miel d'acacia

INGRÉDIENTS

- 1 litre d'eau
- 1 cuillerée à café de thé vert
- 1 bouquet de menthe
- 1 cuillerée à soupe de gomme d'acacia

Sous leurs grandes tentes bédouines, les nomades du désert du Sahara dégustent un thé mousseux à base d'acacia qui tonifie et purifie tout l'organisme. Adonnez-vous à ce rituel du thé en versant une toute petite quantité d'eau bouillante sur le thé dans une casserole. Remuez et rejetez cette eau. Renouvelez l'opération. Recouvrez du reste d'eau et faites chauffer à feu doux. Versez dans la théière, ajoutez quelques feuilles de menthe et laissez infuser une dizaine de minutes. Additionné de gomme d'acacia et de miel, ce thé constitue un breuvage dont vous deviendrez friande.

Sachet de raisins secs

Le raisin est répandu dans tout le Maghreb et le Moyen-Orient. On le consomme frais ou sec.

Très énergisants, les raisins secs, sultanines et raisins de Corinthe, constituent d'excellents en-cas après le hammam. Ils contiennent quatre fois plus d'énergie que les raisins frais dont 60 % sont assimilables directement par l'organisme. Vous ferez aussi le plein de vitamines B, notamment la B5, la vitamine de la bonne humeur, de fibres et de magnésium pour accroître la détente profonde.

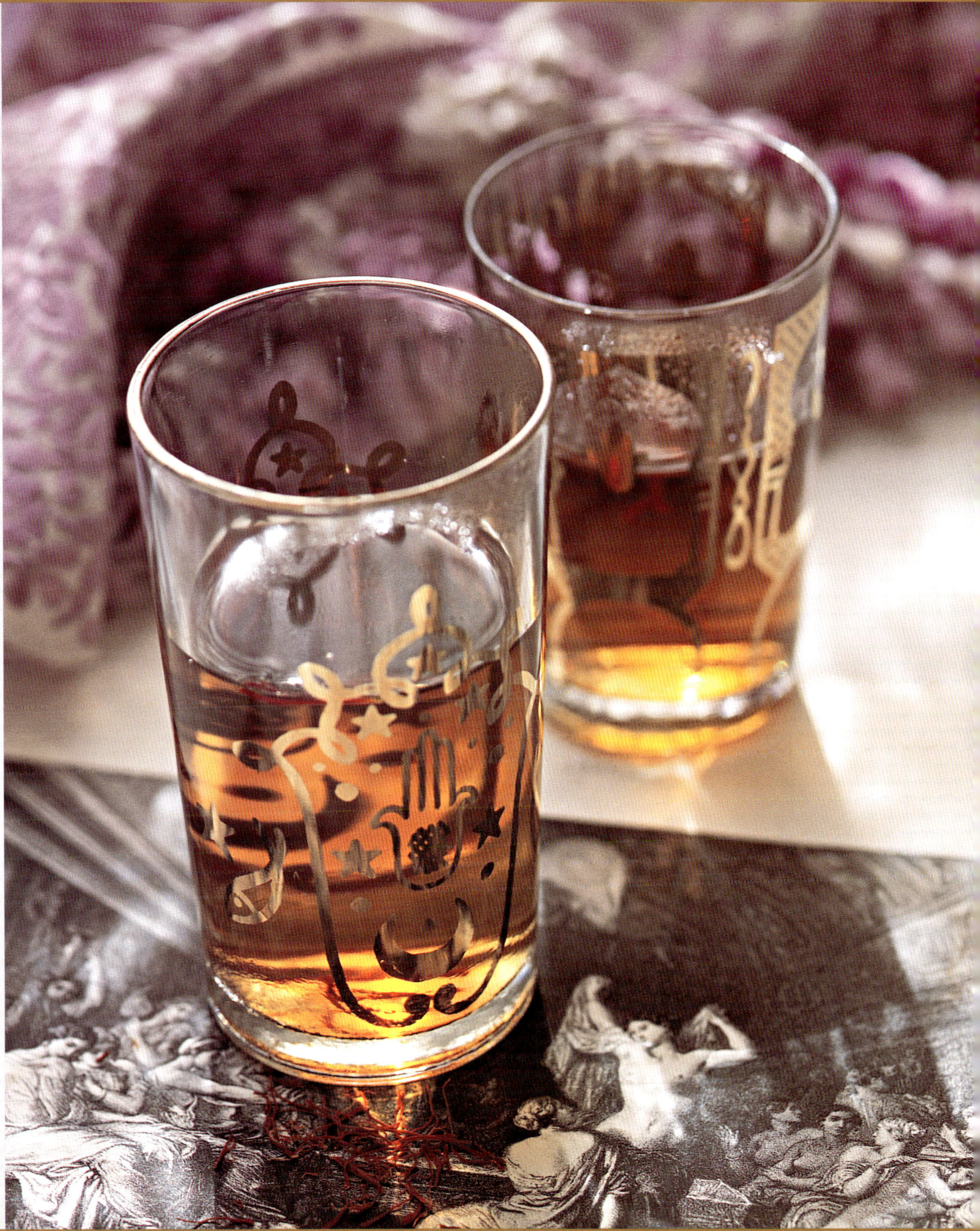

Dit Zerri'a

Pour réaliser une boisson rafraîchissante à boire après le hammam ou durant les grandes chaleurs, suivez cette recette de Fès et Marrakech. Pilez des graines d'un melon entier dans un litre d'eau puis filtrez. Ajoutez une cuillerée d'eau de fleur d'oranger et un peu de cannelle. Désaltérez-vous !

Citronnade à la menthe

INGRÉDIENTS

- 3 citrons
- 6 feuilles de menthe fraîche
- Sucre
- 1 litre d'eau

Coupez les citrons en deux et pressez-les. Ajoutez au jus obtenu les feuilles de menthe lavées et finement hachées. Laissez macérer quinze minutes puis filtrez. Ajoutez de l'eau et du sucre à volonté et servez très frais.

Carcadet

Le « carcadet », une infusion de fleur d'hibiscus, est très prisé en Egypte. Une cuillerée à café de fleur d'hibiscus par tasse en infusion suffira. Le goût acidulé du carcadet et son parfum de fruit rouge séduira autant vos papilles que votre estomac après le déjeuner. Agrémentée de menthe, cette boisson redonne le moral.

Lait aux amandes

INGRÉDIENTS

- 1 litre de lait
- 2 cuillerées à soupe de sucre ou de miel
- 250 g d'amandes

Passez quelques instants au mixeur le lait, le sucre et les amandes. Laissez reposer quinze minutes puis filtrez. Mettez au réfrigérateur et servez quelques heures après.

LES ANTISTRESS

La rose pour apaiser et aimer

Selon Avicenne, brillant philosophe et médecin arabe du Xe siècle, la rose a la capacité d'augmenter la vivacité de l'esprit et la puissance du cerveau. Sur un plan émotionnel, l'huile de rose apaise. Elle améliore les états dépressifs en réduisant l'anxiété, le stress et les tensions. Les jeunes mamans du Moyen-Orient qui vivent ce qu'on appelle une dépression postnatale y trouvent un apaisement. Quelques gouttes d'huile essentielle de rose dans l'atmosphère calment aussi les nerfs et préparent efficacement au sommeil, en complément de l'huile essentielle de lavande.

Lait à la fleur d'oranger

INGRÉDIENTS

- 1 litre de lait
- 2 cuillerées à soupe de sucre ou de miel
- 2 cuillerées à soupe d'eau de fleur d'oranger

Mélangez le tout au fouet et servez bien frais. Une boisson idéale et simple pour un effet détente immédiat.

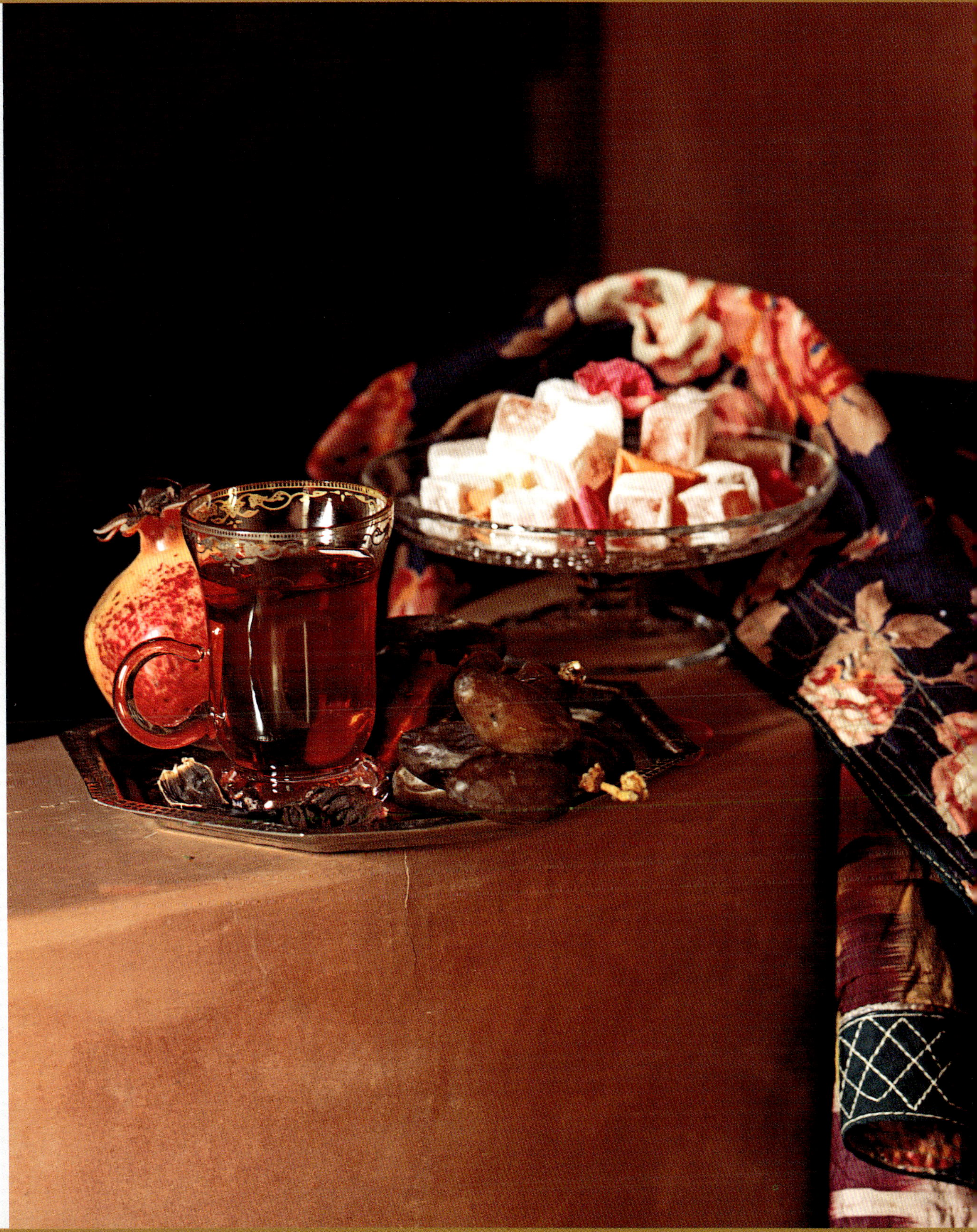

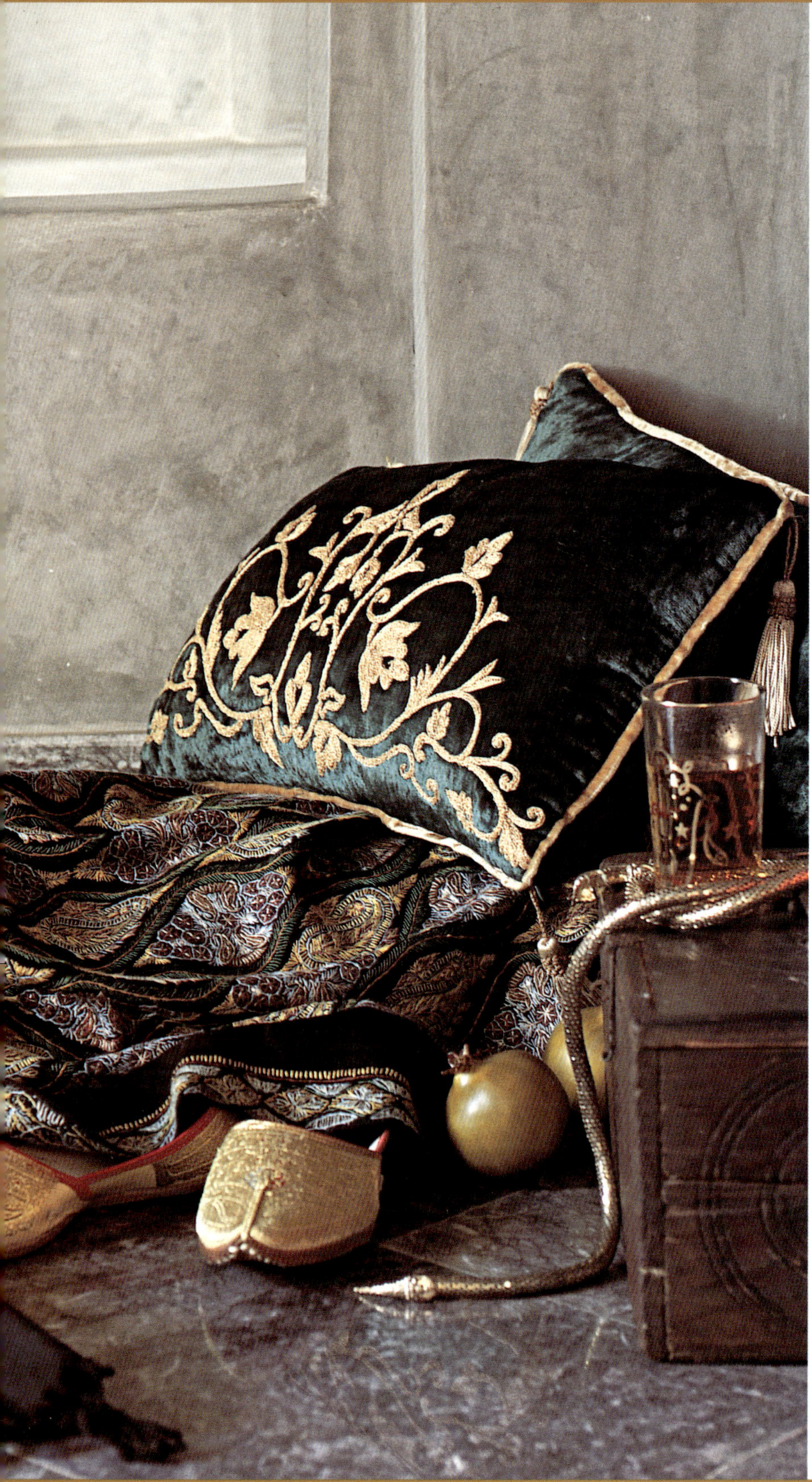

Café blanc libanais

Le café blanc libanais est en réalité une tisane à la fleur d'oranger qu'on sert après un repas pour faciliter la digestion.

INGRÉDIENTS

- 1 tasse d'eau
- 1 cuillerée à café d'eau de fleur d'oranger du Liban
- 1 cuillerée à café de sucre en poudre ou de miel
- Ecorces d'agrumes

Faites chauffer à feu moyen tous les ingrédients pendant dix minutes. Filtrez.

Literie parfumée de Palestine

Pour des nuits douces et un sommeil récupérateur, les femmes palestiniennes ajoutent à la garniture de leur matelas et de leurs oreillers un mélange d'épices et de plantes séchées dont voici quelques ingrédients : rhizome de nard indien et syrien, boutons de rose, fleurs et feuilles de bigaradier, myrte. Au contact du corps et de la chaleur, les aromates libèrent leur parfum… soporifique.

LES APHRODISIAQUES POUR DES NUITS TORRIDES

L'écorce de grenade, l'amande, le piment et la truffe sont réputés aphrodisiaques dans les pays arabes depuis des siècles. L'écorce de grenade stimulerait l'excitation. L'amande, dont la forme est proche du sexe féminin, est indiquée pour les hommes impuissants et favoriserait la fertilité chez les femmes. Le piment aurait été, selon la tradition, recommandé à Mahomet par l'archange Gabriel. La truffe, le champignon des gourmets, était connue des Maures et recommandée par Avicenne pour ses vertus toniques. Les truffes consommées par les Egyptiens, les Romains et les Berbères étaient principalement les truffes du désert, appelées aussi *terfez*, une des trente variétés de truffe.

Truffes sautées au miel et piment

Pour une soirée voluptueuse, concoctez quelques truffes du désert sautées à l'huile d'olive, accompagnées d'une sauce à base de crème fraîche, de piment (harissa de Tunisie), de sel, de poivre, de feuilles de laurier et d'un peu de miel.

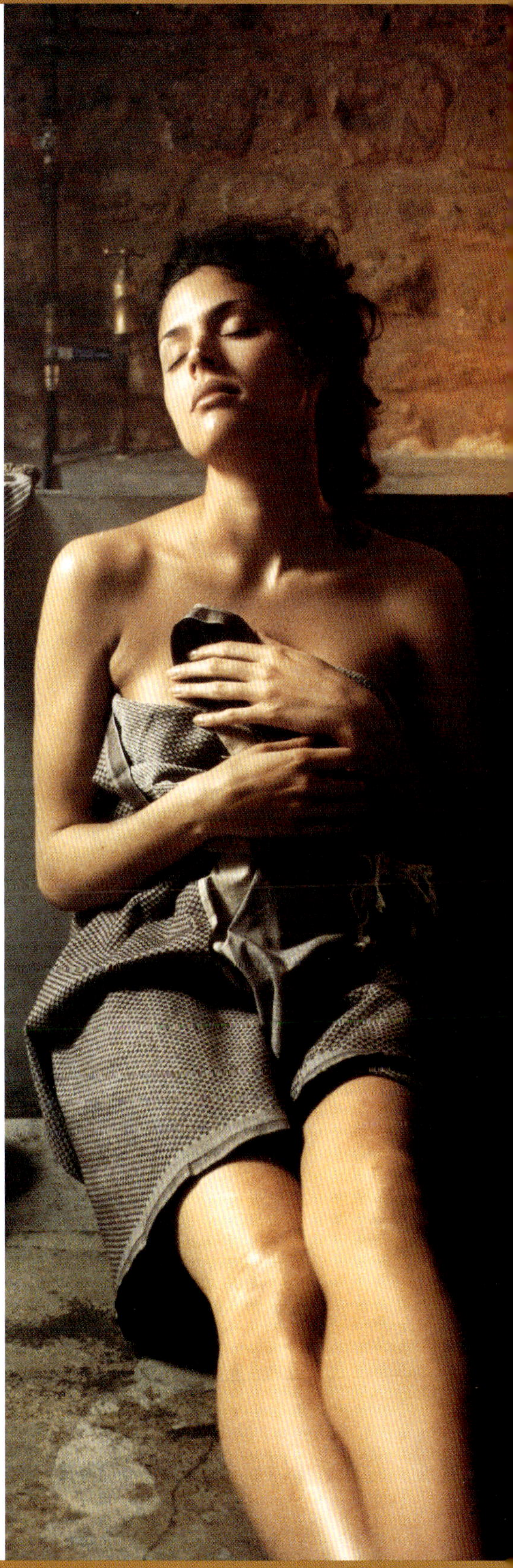

L'HUILE DE CUMIN NOIR, LE SECRET DES PHARAONS

L'huile de cumin noir est l'un des plus anciens remèdes. On la connaît aussi sous le nom d'huile des pharaons car on a retrouvé dans la tombe de Toutankhamon une fiole contenant cette huile. L'huile est obtenue à partir de la nigelle, une plante asiatique et méditerranéenne, qui donne de toutes petites graines noires. Le prophète Mahomet la recommandait en lui attribuant des vertus incomparables : « C'est un remède contre tous les maux à l'exception de la mort. » Le monde arabe l'utilise depuis longtemps pour renforcer les défenses immunitaires et lutter contre la fatigue et les maladies inflammatoires.

L'élixir du pharaon

Pour démarrer votre journée du bon pied, consommez chaque matin au réveil une généreuse cuillerée d'huile de cumin noir associée à du miel et offrez-vous ainsi une cure quasi miraculeuse qui vous procurera un bien-être de l'intérieur… visible de l'extérieur.

Secret de vigueur

Pour un effet coup de fouet en cas d'épuisement nerveux ou en début de rhume, enfermez de jolies graines de nigelle dans un mouchoir ou un sachet de mousseline et humez-le régulièrement dans la journée après l'avoir chauffé dans votre main. Un remède populaire au Maroc et efficace !

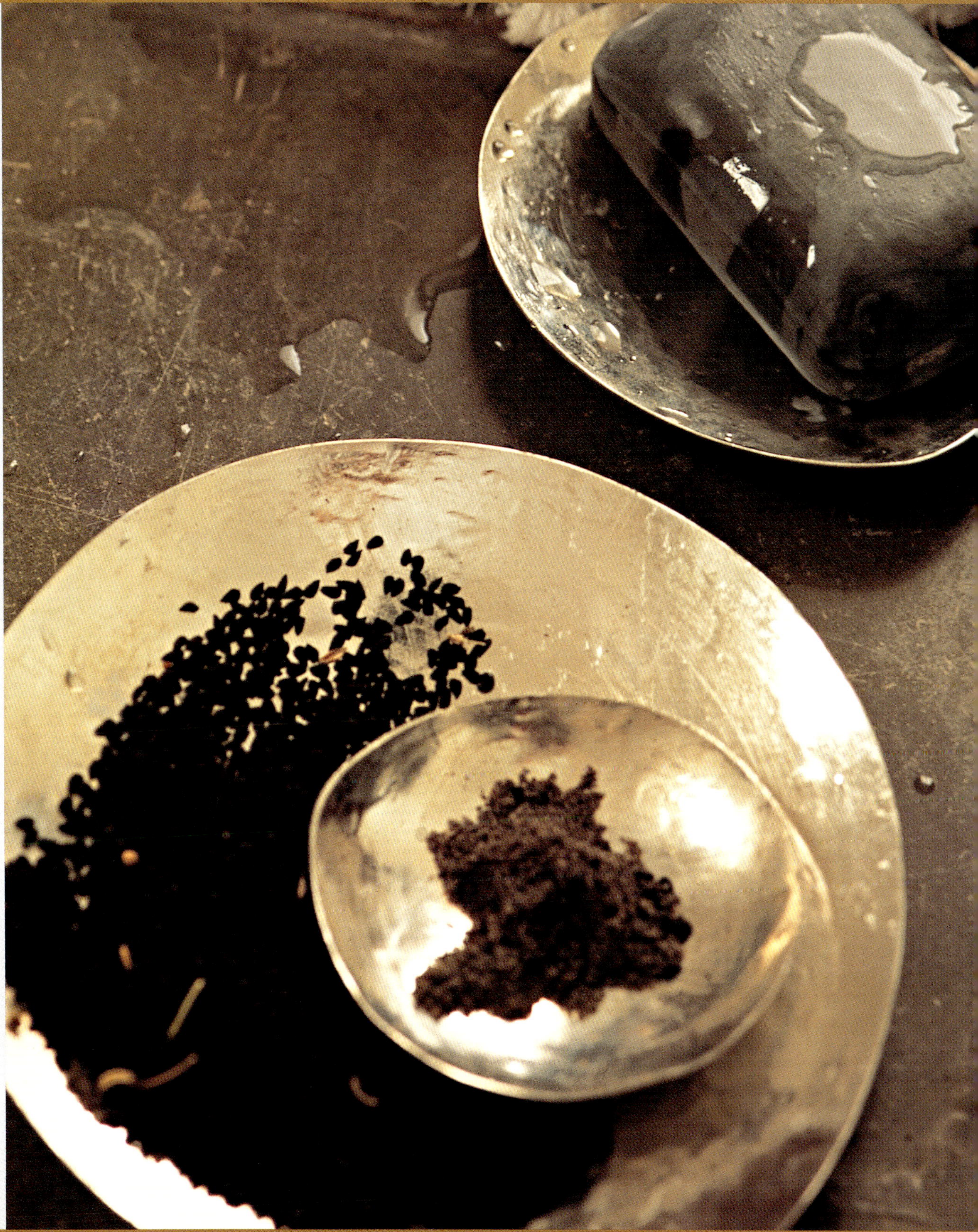

Carnet d'adresses

HAMMAMS

La Grande Mosquée de Paris
39, rue Geoffroy-Saint-Hilaire
75005 Paris
Tél. : 01 43 31 18 14/38 20

Les Bains du Marais
31-33, rue des Blancs-Manteaux
75004 Paris
Tél. : 01 44 61 02 02
www.lesbainsdumarais.com

Les Bains Montorgueil
55, rue Montorgueil
75002 Paris
Tél. : 01 44 88 01 78

Hammam Pacha
147, rue Gabriel-Péri
93200 Saint-Denis
Tél. : 01 48 29 19 66
www.hammampacha.com

Hammam Chiffa
Place Nina-Berbenova
13200 Arles
Tél. : 04 90 96 10 32
www.hammam-chiffa.com

Zeïn
Rue des Sarrazins
Maison Folie de Wazemmes
59000 Lille
Tél. : 03 20 14 34 34
www.zeinorientalspa.fr

Hammam des Émeraudes
112, cours Vitton
69006 Lyon
Tél. : 04 78 24 48 61

Hammam la 7e source
24, rue Joseph-Serlin
69001 Lyon
Tél. : 04 78 39 47 33
www.la7esource.com

Les Bains de l'Opéra
20, rue Joseph-Serlin
69001 Lyon
Tél. : 04 78 29 16 54
www.lesbainsdelopera.com

La Bastide des bains
19, rue Sainte
13001 Marseille
Tél. : 04 91 33 39 13
www.bastide-des-bains.com

Les Bains de Breteuil
46, rue de Breteuil
13006 Marseille
Tél. : 04 96 10 22 10

Hammam Spa Zola Minceur
75, rue de la Montagne
44000 Nantes
Tél. : 02 40 46 60 37

Le Touareg
Rue Goswin 24
4000 Liège
Tél. : + 32 4 227 70 55
www.hammam-oriental.be

La Sultane de Saba
44, rue de l'Athénée
CH 1206 Genève
Tél. : + 22 347 44 46
www.lasultanedesaba.ch

PRODUITS DE BEAUTÉ ORIENTAUX

Nature & Découvertes
Tél. : 01 39 56 01 47
www.natureetdecouvertes.com

Charme d'Orient
www.charmedorient.com
Tél. : 01 43 67 41 82

La Sultane de Saba
www.lasultanedesaba.com
Tél. : 01 40 41 90 95

AlterAfrica.com
www.alterafrica.com

HERBORISTERIES

La Grande Herboristerie parisienne
87, rue d'Amsterdam
75009 Paris
Tél. : 01 48 74 83 82

Herboristerie du Palais-Royal
11, rue des Petits-Champs
75001 Paris
Tél. : 01 42 97 54 88

Herboristerie d'Hippocrate
42, rue Saint-André-des-Arts
75006 Paris
Tél. : 01 40 81 87 03

Le Carré des simples
22, rue Tronchet
75008 Paris
Tél. : 01 44 56 05 34

Bibliographie

Bellakhdar Jamal, *Le Maghreb à travers ses plantes*, Casablanca, Editions Le Fennec, 2003.

Boisvert Clotilde, *Les Plantes des Mille et Une Nuits*, Paris, Aubanel, 2005.

Chebel Malek, *Encyclopédie de l'amour en islam. Erotisme, beauté et sexualité dans le monde arabe, en Perse et en Turquie*, Paris, Editions Payot, 1995.

Chebel Malek, *Le Livre des séductions*, Paris, Petite bibliothèque Payot, 2002.

Remerciements

Marie-Pierre Morel et Marie-France Michalon remercient tout particulièrement
Marie-Dominique et Geneviève Jauzon qui les ont reçues généreusement
au Riad Emdi et organisé leurs rencontres pour les photos.
Merci à tous ceux qui nous ont accueillies et ont mis à disposition leurs lieux magiques à Marrakech :
Michel Durand-Meyrier, architecte d'intérieur, « La Cour des Myrtes »
et « Riyad el Mezouar », Giovana Cinel, « Riad 72 », Nadori Hicham, « Les Deux Tours »,
Adellatif Aït Ben Abdallah,
« Riads Marrakech » et « Dar Cherifa ».

Sincères remerciements

A Paris

Anoura, Kim & Garo, Liwan, Nature & Découvertes, Résonances, Tadé

A Marrakech

Akbar Delights, Basaltex, De Velasco Antiquités, Emdi,
Galerie l'Art Arabe, La Fnac berbère, La Barak,
La Croix d'Agadez, Mustapha Blaoui, Scènes de Lin, Tchaba

Et les herboristes de la médina

Aoulad Ben Abderrahman, Chez Majid, Hajj Brahim Bezzari

Achevé d'imprimer en Malaisie
par Tien Wah Press en septembre 2006.